LE RÉGIME
ANTI-INFLAMMATOIRE

CALLIE PEAY

SOMMAIRE

Introduction

Si vos articulations, vos muscles ou vos tendons souffrent lorsque vous bougez, les anti-inflammatoires sont la solution. Les anti-inflammatoires sont de plus en plus répandus à mesure que l'on devient plus actif pour lutter contre des affections telles que l'arthrose et le syndrome du canal carpien, qu'il s'agisse de prendre des corticostéroïdes (prescrits par votre médecin), d'utiliser un remède contre le rhume en vente libre contenant de l'ibuprofène ou d'adopter un régime alimentaire plus sain, en remplaçant par exemple les aliments transformés par des fruits et des légumes frais. Toutefois, certains médecins les prescrivent pour les migraines aggravées par un exercice physique intense.

Consommez des repas plus sains pour réduire l'inflammation. Essayez de manger des repas variés, riches en nutriments, en graisses saines et en antioxydants. Telle est, en résumé, la philosophie du régime anti-inflammatoire.

Certains aliments augmentent l'inflammation, tandis que d'autres contribuent à l'atténuer. Dans le régime anti-inflammatoire, les aliments transformés, les aliments contenant des sucres ajoutés, les viandes rouges et l'alcool sont évités ou interdits. Les fruits et légumes, les plats riches en acides gras oméga-3, les céréales complètes, les protéines maigres, les graisses saines et les épices sont privilégiés. Ces aliments anti-inflammatoires sont riches en antioxydants, qui aident l'organisme à se débarrasser des radicaux libres. Nos systèmes créent des antioxydants pour faciliter l'élimination des radicaux libres, mais ils ont parfois besoin du soutien des antioxydants alimentaires. Bien que les radicaux libres soient produits par certaines activités, telles que le métabolisme, leurs niveaux dans l'organisme peuvent être augmentés par des irritants externes tels que le stress ou une mauvaise alimentation.

Je vous invite à donner votre avis sur ce livre après l'avoir lu. Vous savez que j'ai travaillé très dur sur ce produit et j'espère vraiment que vous l'aimerez !

Les avantages d'un régime anti-inflammatoire

Principes de l'alimentation anti-inflammatoire

Consommez moins de sucre : Il est important de le rappeler. Lorsque je parle de "sucre", je ne fais pas seulement référence au sucre de table. Les glucides raffinés se transforment en sucre dans l'organisme. Les glucides raffinés comprennent le pain blanc, le riz blanc et les frites. L'American Heart Association (2018) recommande que les hommes consomment environ neuf cuillères à café de sucre par jour, et les femmes environ six cuillères à café. Je sais que le chocolat et les sucreries sont attrayants, mais nous devons résister et opter plutôt pour des fruits.
Réduisez votre consommation de produits laitiers : Si les produits laitiers fermentés, tels que le yaourt, sont généralement sans danger, les produits laitiers frais peuvent parfois provoquer une inflammation.
Consommez en abondance des fruits et des légumes frais : Ils sont riches en antioxydants, en vitamines et en fibres.

Consommez des aliments riches en oméga-3, comme le poisson : Cet acide gras fait souvent défaut dans notre alimentation. Les huiles végétales et les aliments transformés nous apportent beaucoup d'oméga-6, qui doivent être équilibrés par des oméga-3.
Évitez les aliments transformés : Le régime anti-inflammatoire met l'accent sur la consommation d'aliments frais et naturels. Je pense que nous sommes tous d'accord pour dire que les aliments transformés nuisent à notre santé. La planification des repas peut vous aider à éviter ces aliments de manière significative.
Le régime consiste à intégrer dans vos repas des aliments qui peuvent vous aider à combattre l'inflammation. Vous devrez également éliminer tous les aliments qui favorisent l'inflammation. Le régime anti-inflammatoire est davantage un mode de vie qu'un régime. Il s'agit d'un régime qui contribue à réduire l'inflammation de faible intensité dans l'organisme. Idéalement, vous devriez manger plus de légumes et de fruits chaque jour, limiter votre consommation de produits laitiers et de viande rouge, choisir des glucides complexes et éviter les aliments transformés. Vous devez également consommer des aliments riches en oméga-3 comme les anchois, le saumon, les moules et le flétan.

La stratégie pour tirer le meilleur parti de votre régime anti-inflammatoire

1. Les fibres doivent être un élément clé de votre stratégie de régime anti-inflammatoire.
Les fibres sont bénéfiques pour la santé intestinale. La présence de fibres dans l'alimentation est également cruciale pour le maintien d'une glycémie normale. Elles améliorent également la sensibilité de l'organisme à l'insuline.

2. Les compléments alimentaires doivent inclure des fruits et des légumes.

Ceux qui sont à la recherche de meilleurs suppléments vitaminiques ont toutes les raisons de renoncer. L'essentiel des nutriments nécessaires à la santé du corps et de l'esprit se trouve dans les fruits et les légumes. Ils contiennent beaucoup de vitamines, de minéraux et d'antioxydants. Ils sont faciles à digérer et contribuent à réduire l'inflammation.
Chaque jour, vous devriez manger au moins 4 à 5 portions de fruits et légumes. Les légumes à feuilles, les légumes crucifères et les fruits sont tous des aliments anti-inflammatoires. Votre régime anti-inflammatoire sera inefficace et infructueux si vous les excluez. Ils donnent du piment à votre vie et vous donnent l'impression d'être aussi sain et actif qu'eux.

3. Les crucifères, en combinaison avec l'oignon, le gingembre et l'ail, peuvent être très bénéfiques pour la santé.
Il est de notoriété publique que les légumes crucifères tels que le brocoli, le chou-fleur et les choux de Bruxelles sont riches en nutriments. Leurs capacités anti-inflammatoires sont très fortes. Ajoutez du gingembre, de l'ail et de l'oignon à vos recettes pour en augmenter l'intensité et le goût. Ils contribuent à renforcer votre système immunitaire. L'oignon, le gingembre et l'ail peuvent également être ajoutés à vos aliments pour en rehausser la saveur. Pour le goût, vous pouvez également expérimenter avec des épices supplémentaires.

4. La consommation de plus de 10 % de graisses saturées peut être nocive.
Les graisses saturées sont mauvaises pour la santé. Elles peuvent augmenter le risque de maladies cardiaques et déclencher la production de radicaux libres. Il n'est pas recommandé de consommer plus de 20 grammes de graisses saturées pour 2 000 calories par jour.
La consommation de viande rouge doit être réduite au minimum. Elle est difficile à digérer et contient beaucoup de graisses. Pour éviter le développement de substances chimiques nocives pendant la cuisson, faites mariner la viande avec des herbes, des épices, du vinaigre et des jus de fruits frais avant de la consommer.

5. Les acides gras oméga-3 sont très importants.
Les fruits, les légumes, les crustacés et les noix sont riches en acides gras oméga-3. Vous devez en manger suffisamment chaque jour. Les acides gras oméga-3 sont essentiels pour réduire l'inflammation et le risque de maladies chroniques liées à l'inflammation. Le cancer, l'arthrite, les maladies cardiaques et les troubles neurologiques ne sont que quelques-unes des maladies que l'ingestion d'acides gras oméga-3 peut contribuer à prévenir.

6. Augmentez votre consommation de fruits de mer d'eau froide.
Les acides gras oméga-3 sont abondants dans les poissons sauvages d'eau froide tels que le saumon, le maquereau et la truite. Ils contiennent également l'essentiel des autres vitamines et minéraux nécessaires. La consommation quotidienne ou hebdomadaire de ce type de poisson peut considérablement améliorer votre immunité. Ces poissons fournissent tous les antioxydants nécessaires à un régime anti-inflammatoire. Si vous ne souhaitez pas consommer de poisson ou si vous ne pouvez pas vous procurer de poisson sauvage d'eau froide, vous pouvez prendre des

comprimés d'huile de poisson obtenue par distillation moléculaire. Il serait dommage de se priver de l'une ou l'autre de ces alternatives.

7. Utilisez des huiles saines pour obtenir les meilleurs résultats.
La nourriture peut sembler incomplète sans les huiles et les graisses, mais le choix d'une mauvaise huile peut vous coûter beaucoup d'argent. Une mauvaise huile peut nuire à votre cœur et stimuler la production de radicaux libres. Votre corps a besoin de graisses, mais pas nécessairement de graisses nocives.
Il existe plusieurs huiles saines, comme l'huile d'olive vierge et extra vierge. Vous pouvez également utiliser de l'huile de canola ou de tournesol pressée par un expulseur. Les polyphénols, qui servent d'antioxydants, sont abondants dans ces huiles.

8. Utilisez des fruits et des épices pour donner du goût à vos plats.
Il est essentiel de reconnaître que si vous ne vous maîtrisez pas, tous vos efforts seront vains. Le goût est un élément essentiel de la vie ; sans lui, tout pourrait devenir ennuyeux. Cependant, la recherche dans le sucre raffiné et les édulcorants artificiels peut être une grave erreur. Non seulement ces produits augmentent l'accumulation de fructose, mais ils peuvent également accroître la résistance à l'insuline et le risque de diabète de type 2.
Les fruits sont des alternatives naturelles au sucre. Le sucre contenu dans les fruits contribue à réguler la glycémie et les fibres digestives absorbent l'excès de glucose. Les fruits peuvent améliorer votre santé tout en donnant du goût à vos repas. Les épices sont une autre technique pour aromatiser les aliments.

9. Une ou deux portions de haricots et de légumineuses par jour suffisent largement.
Lorsque la plupart des légumes sont trop cuits, ils perdent leurs nutriments. Les haricots et les légumineuses ne font pas partie de ce groupe. Ils sont polyvalents et riches en minéraux, en protéines et en fibres solubles. En outre, ils sont à la fois agréables et bons pour la santé. Si vous les excluez de votre régime anti-inflammatoire quotidien, vous aurez des carences.
L'exercice physique est également important.
La valeur de l'exercice physique dans votre régime anti-inflammatoire est un élément à ne jamais négliger. L'exercice physique renforce votre système immunitaire et aide votre organisme à lutter contre l'inflammation. Votre corps peut absorber les nutriments plus rapidement et lutter plus efficacement contre les maladies chroniques. Même une petite quantité d'exercice physique, comme une promenade rapide, peut contribuer à la régulation hormonale et au maintien d'un équilibre sain. Vous vous sentirez plus revitalisé et renouvelé.

Les avantages d'un régime anti-inflammatoire

Une alimentation anti-inflammatoire est bénéfique pour la santé. Les aliments anti-inflammatoires sont riches en antioxydants et en vitamines, qui contribuent à réduire l'inflammation.

Le régime anti-inflammatoire n'est pas une idée nouvelle ; il existe depuis longtemps. De nombreuses personnes l'ont essayé et ont obtenu d'excellents résultats. Vous serez peut-être surpris de découvrir que votre plat préféré peut induire une inflammation dans votre organisme.

Un régime anti-inflammatoire est bon pour le cœur. Des recherches menées par la Northwestern University ont montré que les aliments riches en acides gras oméga-3, notamment le poisson, les noix et les plantes, peuvent contribuer à protéger le système cardiovasculaire contre l'inflammation. Manger du poisson deux fois par semaine peut ainsi réduire de moitié le risque de contracter une maladie cardiaque.

Un régime anti-inflammatoire améliorera vos articulations de la manière suivante : Les aliments anti-inflammatoires peuvent réduire les risques d'ostéoporose en préservant les articulations. En effet, les acides gras oméga-3 peuvent contribuer à la santé et à la solidité des os. En outre, selon la National Osteoporosis Foundation, les régimes anti-inflammatoires contiennent des antioxydants qui peuvent contribuer à la lutte contre cette maladie.

Votre intestin bénéficiera d'un régime anti-inflammatoire : "Pourquoi ai-je mal au ventre ?" est une question fréquemment posée. Les aliments riches en fibres et en composés anti-inflammatoires, tels que les fruits, les légumes et les céréales complètes, peuvent contribuer à réduire le syndrome du côlon irritable (SCI).

Suivre un régime anti-inflammatoire peut vous aider à éviter l'obésité. Cette approche décourage la suralimentation, qui peut contribuer au développement du tissu adipeux et à l'obésité.

Il existe de nombreux liens entre l'obésité et un régime inflammatoire. Un régime inflammatoire consiste à manger plus de glucides raffinés, de viandes transformées et de malbouffe. En raison de la faible teneur en calories et en fibres de ces repas, une personne devra manger davantage pour compenser le déficit calorique et le manque de satisfaction. Les personnes qui ont une alimentation inflammatoire peuvent passer plus de temps à l'intérieur, ce qui les incite à consommer plus de calories tout en faisant moins d'exercice.

Les personnes qui ont déjà des problèmes inflammatoires peuvent tirer le plus grand bénéfice d'un régime anti-inflammatoire. Les régimes riches en sucres raffinés et en glucides ont été associés au diabète de type 2, au syndrome métabolique et à l'obésité. Un régime anti-inflammatoire recommande plutôt de consommer des céréales complètes telles que le riz brun, qui est riche en fibres et dont l'indice glycémique est faible.

Un régime alimentaire pauvre en inflammations peut également aider à lutter contre la lassitude. La présence d'une inflammation indique que le système immunitaire fonctionne correctement. Les niveaux d'histamine augmentent lorsque le système immunitaire est entièrement dévoué, ce qui rend la personne somnolente, léthargique et grincheuse. Les opérations du système immunitaire sont conçues pour vous fatiguer, ce qui permet à votre corps de ralentir et d'économiser de l'énergie. La fatigue est également considérée comme une incitation au repos et à la guérison plutôt que comme une contrainte supplémentaire pour l'organisme. Un régime anti-inflammatoire permet de minimiser ou d'éliminer l'inflammation, ce qui réduit ou élimine les effets de fatigue du système immunitaire.

Un régime anti-inflammatoire, qui n'a rien à voir avec l'obésité, peut aider à réduire le poids. Vous pouvez être en surpoids ou à la limite de l'obésité, même si vous n'êtes pas obèse. La consommation excessive d'hydrates de carbone raffinés et de sucres est incriminée dans la prise de poids accidentelle, ainsi que d'autres facteurs non alimentaires tels que la sédentarité. Les régimes à base de glucides raffinés sont déficients en nutriments et nécessitent donc plus de calories que nécessaire.

Un régime anti-inflammatoire peut vous aider à mieux dormir. L'alimentation peut contribuer à plusieurs égards à la mauvaise qualité du sommeil ou à un sommeil irrégulier. Si vous suivez un régime inflammatoire, vous aurez du mal à dormir régulièrement et le sommeil que vous obtiendrez sera de mauvaise qualité. Un régime inflammatoire peut entraîner des problèmes d'alimentation, comme le fait de se réveiller au milieu de la nuit pour manger, ce qui peut nuire à la qualité et à la durée du sommeil. Vous pouvez avoir besoin de périodes répétées de sommeil court en raison de la fatigue, ce qui interrompt votre nuit de sommeil. Un régime anti-inflammatoire, en revanche, peut vous aider à mieux dormir en diminuant l'inflammation et en veillant à ce que vos repas soient équilibrés en calories et en minéraux.

L'avantage le plus important d'un régime anti-inflammatoire est qu'il peut réduire de manière significative le risque de maladie cardiaque. Les personnes qui suivent un régime anti-inflammatoire sont beaucoup moins susceptibles de contracter une maladie cardiaque que les autres. Pourquoi en est-il ainsi ? Un régime anti-inflammatoire contribue à réduire l'inflammation dans l'organisme, qui a été associée au développement des maladies cardiaques.

Aliments à consommer

- Feuilles vertes foncées comme le chou frisé et les épinards
- Mûres, myrtilles et cerises
- Le raisin
- Chou-fleur et brocoli
- Thé à l'herbe
- Haricots et lentilles
- Noix de coco et avocat
- Olives
- Huile d'olive
- Fruit sec comme les noix, les amandes, les pistaches, les pignons, etc.
- Poissons d'eau froide (et autres types de poissons) comme le saumon et les sardines
- Cannelle, curcuma et autres épices

La viande rouge est un important générateur d'inflammation dans l'organisme. Il a été démontré qu'elle augmente trois indicateurs sanguins liés aux maladies cardiaques et au cancer. Il s'agit de l'homocystéine, de la protéine C-réactive (CRP) et des lipoprotéines.

Les graisses trans sont associées à un risque accru de maladie cardiaque, d'accident vasculaire cérébral, de diabète et de troubles inflammatoires, notamment la maladie de Crohn et l'arthrite rhumatoïde.

Le lait entier : Une étude publiée dans Nutrition Research a montré que la consommation de lait entier provoque une inflammation chez les personnes en surpoids.

Lorsque l'organisme est exposé au sucre, il peut libérer davantage des protéines inflammatoires. Cette augmentation a été liée à un large éventail de problèmes de santé, notamment l'asthme, la polyarthrite rhumatoïde et la maladie d'Alzheimer.

Les colorants bleus #1 et #2 sont souvent utilisés dans les produits alimentaires pour renforcer leur éclat et leur attrait. Les allergies, le cancer, le TDAH et l'inflammation ont tous été liés à l'utilisation de colorants synthétiques.

La caféine est un stimulant naturel qui peut donner de l'énergie, mais elle peut aussi favoriser l'inflammation dans l'organisme.

Les viandes transformées comme le bacon, les saucisses et le jambon sont généralement riches en sel et en conservateurs, deux éléments qui ont été associés à l'inflammation.

La restauration rapide, en particulier, contient beaucoup de sel ajouté, de sucre et d'autres produits chimiques qui produisent beaucoup d'inflammation dans le corps.

Le petit déjeuner

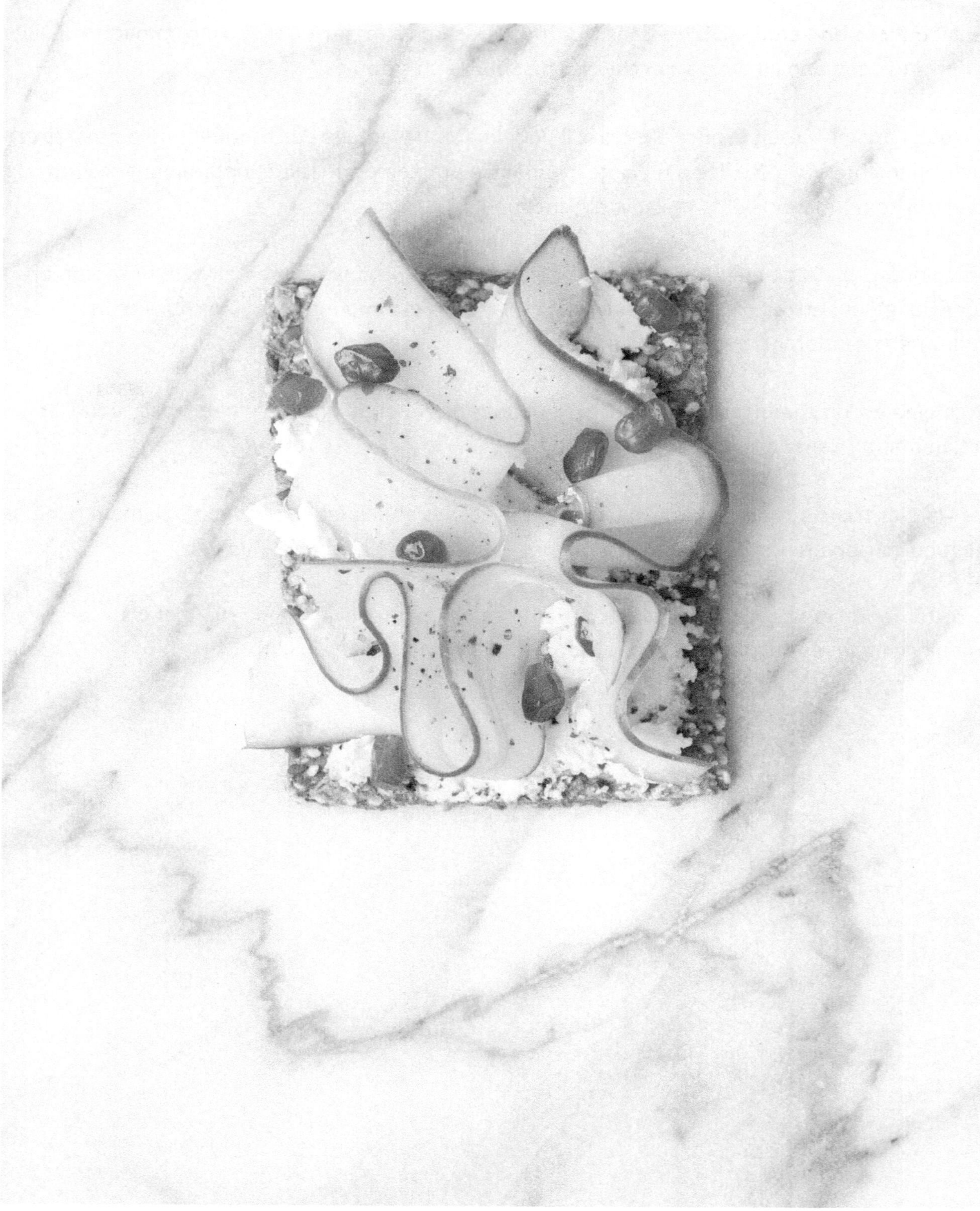

Tartine Avocat et Tomate

Temps de préparation : 10 minutes
Portions : 2

Ingrédients :

4 tranches de pain complet
1 avocat mûr
1 tomate mûre, tranchée
Sel et poivre selon le goût

Instructions :

Faites griller les tranches de pain.
Écrasez l'avocat et étalez-le uniformément sur les toasts.
Ajoutez les tranches de tomate et assaisonnez avec du sel et du poivre.
Servez immédiatement.

Valeurs nutritionnelles (1 portion) :

Énergie : 290 Kcal
Glucides : 37 g
Protéines : 9 g
Lipides : 13 g

Porridge au Lait d'Amande

Temps de préparation : 5 minutes
Temps de cuisson : 10 minutes
Portions : 2

Ingrédients :

100 g de flocons d'avoine
500 ml de lait d'amande non sucré
1 cuillère à soupe de miel
150 g de fruits rouges mélangés

Instructions :

Portez le lait d'amande à ébullition dans une casserole.
Ajoutez les flocons d'avoine et réduisez le feu.
Laissez mijoter pendant 10 minutes, en remuant de temps en temps.
Sucrez avec le miel et garnissez de fruits rouges.
Servez chaud.

Valeursnutritionnelles (1 portion) :

Énergie : 244 Kcal
Glucides : 42 g
Protéines : 7 g
Lipides : 5 g

Smoothie Ananas et Kale

Temps de préparation : 10 minutes
Portions : 2

Ingrédients :

30 g de kale frais, équeuté
150 g d'ananas congelé en morceaux
1 banane mûre
250 ml de lait d'amande non sucré
1 cuillère à soupe de miel (facultatif)
Glaçons (facultatif)

Instructions :

Mettez tous les ingrédients dans un mixeur.
Mixez à vitesse élevée jusqu'à obtenir une consistance lisse et homogène.

Si le smoothie est trop épais pour vous, vous pouvez ajouter un peu plus de lait d'amande ou quelques glaçons et mixez à nouveau.
Servez immédiatement dans deux verres.

Valeurs nutritionnelles (1 portion) :

Énergie : 125 Kcal
Glucides : 30 g
Protéines : 3 g
Lipides : 2 g

Sauté de Tempeh et Légumes

Temps de préparation : 15 minutes
Temps de cuisson : 20 minutes
Portions : 2

Ingrédients :

200g de tempeh, coupé en cubes
1 poivron, tranché
1 carotte moyenne, tranchée
1 courgette, tranchée
2 gousses d'ail, émincées
2 cuillères à soupe de sauce tamari
2 cuillères à soupe d'huile d'olive
1 cuillère à café de gingembre, émincé

Instructions :

Chauffez l'huile d'olive dans un wok ou une grande poêle à feu moyen.
Ajoutez les cubes de tempeh et faites-les sauter jusqu'à ce qu'ils soient dorés. Retirez le tempeh de la poêle et réservez.
Dans la même poêle, ajoutez un peu plus d'huile si nécessaire, puis ajoutez l'ail et le gingembre et faites revenir pendant environ une minute.
Ajoutez les légumes tranchés et faites-les sauter jusqu'à ce qu'ils soient tendres.
Remettez le tempeh dans la poêle, ajoutez la sauce tamari et mélangez.
Servez immédiatement avec du riz ou des nouilles si désiré.

Valeurs nutritionnelles (1 portion) :

Énergie : 350 Kcal
Glucides : 25 g
Protéines : 18 g
Lipides : 20 g

Porridge de Quinoa et Amandes

Temps de préparation : 5 minutes
Temps de cuisson : 15 minutes
Portions : 2

Ingrédients :

90 g de quinoa
250 ml de lait d'amande non sucré
2 cuillères à soupe d'amandes hachées
1 cuillère à soupe de miel

Instructions :

Rincez le quinoa et cuisez-le dans le lait d'amande selon les instructions de l'emballage.
Laissez refroidir, puis divisez le quinoa entre deux bols.
Garnissez avec les amandes hachées et arrosez de miel.
Servez chaud.

Valeurs nutritionnelles (1 portion) :

Énergie : 258 Kcal
Glucides : 39 g
Protéines : 9 g
Lipides : 8 g

Pudding de Chia et Mangue

Temps de préparation : 5 minutes
Temps de repos : 4 heures
Portions : 2

Ingrédients :

250 ml de lait d'amande non sucré
40 g de graines de chia
1 mangue mûre, pelée et coupée en dés
1 cuillère à soupe de miel

Instructions :

Mélangez le lait d'amande et les graines de chia dans un bol et remuez bien.
Couvrez et réfrigérez pendant au moins 4 heures, ou jusqu'à ce que la consistance de pudding soit atteinte.
Garnissez de mangue coupée en dés et arrosez de miel avant de servir.

Valeurs nutritionnelles (1 portion) :

Énergie : 260 Kcal
Glucides : 41 g
Protéines : 7 g
Lipides : 9 g

Smoothie au Thé Vert

Temps de préparation : 5 minutes
Portions : 2

Ingrédients :

1 banane
250 ml d'épinards
250 ml de thé vert infusé, refroidi
1 cuillère à soupe de miel

Instructions :

Mettez tous les ingrédients dans un mixeur et mixez jusqu'à obtenir une consistance lisse.
Servez immédiatement.

Valeurs nutritionnelles (1 portion) :

Énergie : 124 Kcal
Glucides : 32 g
Protéines : 2 g
Lipides : 0 g

Avocats au Four avec Œufs

Temps de préparation : 5 minutes
Temps de cuisson : 15 minutes
Portions : 2

Ingrédients :

1 avocat mûr, coupé en deux et dénoyauté
2 œufs
Sel et poivre au goût

Instructions :

Préchauffez le four à 220°C.
Retirez un peu d'avocat de la zone dénoyautée pour créer un creux pour l'œuf.
Cassez un œuf dans chaque moitié d'avocat.
Assaisonnez de sel et de poivre.
Mettez au four pendant 15 minutes, ou jusqu'à ce que les œufs soient cuits à votre goût.
Servez chaud.

Valeurs nutritionnelles (1 portion) :

Énergie : 232 Kcal
Glucides : 9 g
Protéines : 7 g
Lipides : 20 g

Quinoa aux Pommes et Cannelle

Temps de préparation : 5 minutes
Temps de cuisson : 15 minutes
Portions : 2

Ingrédients :

90 g de quinoa
250 ml d'eau
1 pomme, coupée en dés
1 cuillère à café de cannelle
2 cuillères à soupe de miel

Instructions :

Rincez le quinoa et cuisez-le dans l'eau selon les instructions de l'emballage.
Incorporez la pomme coupée en dés et la cannelle.
Servez chaud, arrosé de miel.

Valeurs nutritionnelles (1 portion) :

Énergie : 279 Kcal
Glucides : 62 g
Protéines : 6 g
Lipides : 2 g

Parfait au Yaourt Grec et Baies

Temps de préparation : 10 minutes
Portions : 2

Ingrédients :

500 ml de yaourt grec allégé
250 ml de baies mélangées
2 cuillères à soupe de miel
60 ml d'amandes hachées

Instructions :

Dans un verre, alternez des couches de yaourt grec, de baies mélangées, de miel et d'amandes.
Répétez l'opération pour les couches.
Servez immédiatement ou réfrigérez jusqu'au moment de servir.

Valeurs nutritionnelles (1 portion) :

Énergie : 215 Kcal
Glucides : 27 g
Protéines : 18 g
Lipides : 5 g

Poêlée de Patate Douce

Temps de préparation : 10 minutes
Temps de cuisson : 20 minutes
Portions : 2

Ingrédients :

1 patate douce de taille moyenne, coupée en dés
1 petit oignon, coupé en dés
1 poivron, coupé en dés
2 œufs
1 cuillère à soupe d'huile d'olive
Sel et poivre au goût

Instructions :

Chauffez l'huile dans une poêle à feu moyen.
Ajoutez la patate douce, l'oignon et le poivron, puis faites sauter jusqu'à ce qu'ils soient tendres et légèrement dorés.
Créez des puits dans la poêlée et cassez un œuf dans chacun.
Couvrez et laissez cuire jusqu'à ce que les œufs soient cuits à votre convenance.

Assaisonnez de sel et de poivre.
Servez chaud.

Valeurs nutritionnelles (1 portion) :

Énergie : 245 Kcal
Glucides : 34 g
Protéines : 9 g
Lipides : 9 g

Porridge Avoine, Banane et Fraise

Temps de préparation : 5 minutes
Temps de cuisson : 10 minutes
Portions : 2

Ingrédients :

90 g de flocons d'avoine
500 ml d'eau
1 banane, coupée en tranches
250 ml de fraises, coupées en tranches
2 cuillères à soupe de miel

Instructions :

Cuisez les flocons d'avoine dans l'eau selon les instructions du paquet.
Incorporez la banane et les fraises tranchées.
Servez chaud, sucré avec du miel.

Valeurs nutritionnelles (1 portion) :

Énergie : 259 Kcal
Glucides : 60 g
Protéines : 6 g
Lipides : 2 g

Smoothie Épinard Banane

Temps de préparation : 5 minutes
Temps de cuisson : 0 minute
Portions : 2

Ingrédients :

1 banane
500 ml d'épinards frais
250 ml de lait d'amande (non sucré)
1 cuillère à soupe de miel

Instructions :

Dans un mixeur, combinez la banane, les épinards, le lait d'amande et le miel.
Mixez jusqu'à obtenir une consistance lisse et crémeuse.
Servez immédiatement, de préférence frais.

Valeurs nutritionnelles (1 portion) :

Énergie : 150 Kcal
Glucides : 30 g
Protéines : 3 g
Lipides : 2 g

Tartine au Beurre d'Amande et Myrtilles

Temps de préparation : 5 minutes
Portions : 2

Ingrédients :

2 tranches de pain complet
2 cuillères à soupe de beurre d'amande
125 ml de myrtilles fraîches

Instructions :

Faites griller les tranches de pain.
Étalez le beurre d'amande sur chaque tartine.
Garnissez de myrtilles fraîches.
Servez immédiatement.

Valeurs nutritionnelles (1 portion) :

Énergie : 233 Kcal
Glucides : 29 g
Protéines : 8 g
Lipides : 11 g

Parfait au Yaourt, Chia et Baies

Temps de préparation : 5 minutes
Temps de repos : 2 heures
Portions : 2

Ingrédients :

250 ml de lait d'amande (non sucré)
60 ml de graines de chia
250 ml de baies mélangées
250 ml de yaourt grec allégé
2 cuillères à soupe de miel

Instructions :

Dans un bol, mélangez le lait d'amande et les graines de chia, puis réfrigérez pendant au moins 2 heures.
Dans un verre, superposez la préparation de chia, les baies mélangées et le yaourt grec.
Arrosez de miel.
Servez immédiatement ou réfrigérez jusqu'au moment de servir.

Valeurs nutritionnelles (1 portion) :

Énergie : 259 Kcal
Glucides : 41 g
Protéines : 11 g
Lipides : 8 g

Omelette aux Légumes

Temps de préparation : 10 minutes
Temps de cuisson : 5 minutes
Portions : 2

Ingrédients :

4 gros œufs
1 poivron, coupé en dés
1 petit oignon, émincé
1 tomate moyenne, coupée en dés
1 cuillère à soupe d'huile d'olive
Sel et poivre selon votre goût

Instructions :

Dans un bol, battez les œufs, ajoutez le sel et le poivre, puis mettez de côté.
Chauffez l'huile dans une poêle antiadhésive, puis ajoutez le poivron et l'oignon. Faites revenir jusqu'à ce qu'ils commencent à ramollir.
Ajoutez les tomates et faites cuire encore une minute.
Versez les œufs sur les légumes et cuisez jusqu'à ce qu'ils soient pris.
Pliez l'omelette en deux et servez.

Valeurs nutritionnelles (1 portion) :

Énergie : 248 Kcal
Glucides : 11 g
Protéines : 14 g
Lipides : 17 g

Salade de Thon à l'Avocat

Temps de préparation : 15 minutes
Portions : 2

Ingrédients :

1 avocat mûr
1 boîte de thon au naturel, égouttée

1/4 d'oignon rouge, finement haché
1 branche de céleri, finement hachée
1 cuillère à soupe de jus de citron
Sel et poivre selon votre goût

Instructions :

Dans un bol, écrasez l'avocat à l'aide d'une fourchette jusqu'à obtenir une consistance crémeuse.
Ajoutez le thon égoutté, l'oignon haché et le céleri haché dans le bol.
Ajoutez le jus de citron, le sel et le poivre, puis mélangez bien jusqu'à ce que tous les ingrédients soient bien combinés.
Goûtez et ajustez l'assaisonnement si nécessaire.
Servez sur du pain complet, des feuilles de laitue ou tel quel !

Valeurs nutritionnelles (1 portion) :

Énergie : 270 Kcal
Glucides : 10 g
Protéines : 22 g
Lipides : 17 g

Avoine à la Cannelle et Pomme (préparée la veille)

Temps de préparation : 5 minutes
Temps de repos : 8 heures
Portions : 2

Ingrédients :

250 ml de flocons d'avoine
250 ml de lait d'amande non sucré
1 pomme, coupée en dés
1/2 cuillère à café de cannelle
1 cuillère à soupe de miel

Instructions :

Mélangez les flocons d'avoine, le lait d'amande, la pomme, la cannelle et le miel dans un bocal.
Mélangez bien, couvrez et mettez au réfrigérateur toute la nuit.
Le matin, remuez bien et servez.

Valeurs nutritionnelles (1 portion) :

Énergie : 254 Kcal
Glucides : 52 g
Protéines : 6 g
Lipides : 5 g

Smoothie au Lait d'Amande et Myrtilles

Temps de préparation : 5 minutes
Portions : 2

Ingrédients :

1 banane
250 ml de myrtilles
250 ml de lait d'amande non sucré
1 cuillère à soupe de graines de chia

Instructions :

Mixez la banane, les myrtilles, le lait d'amande et les graines de chia dans un mixeur jusqu'à l'obtention d'un mélange lisse.
Versez dans des verres et servez immédiatement.

Valeurs nutritionnelles (1 portion) :

Énergie : 185 Kcal
Glucides : 40 g
Protéines : 4 g
Lipides : 4 g

Brouillade de Tofu aux Légumes

Temps de préparation : 10 minutes
Temps de cuisson : 10 minutes
Portions : 2

Ingrédients :

250 ml de tofu ferme, émietté
1 poivron, coupé en dés
1 petit oignon, émincé
1 tomate moyenne, coupée en dés
1 cuillère à soupe d'huile d'olive
Sel et poivre selon votre goût

Instructions :

Chauffez l'huile dans une poêle et faites revenir le poivron et l'oignon jusqu'à ce qu'ils soient tendres.
Ajoutez le tofu émietté, la tomate, le sel et le poivre, puis faites cuire jusqu'à ce que le mélange soit chaud.
Servez chaud.

Valeurs nutritionnelles (1 portion) :

Énergie : 243 Kcal
Glucides : 15 g
Protéines : 12 g
Lipides : 16 g

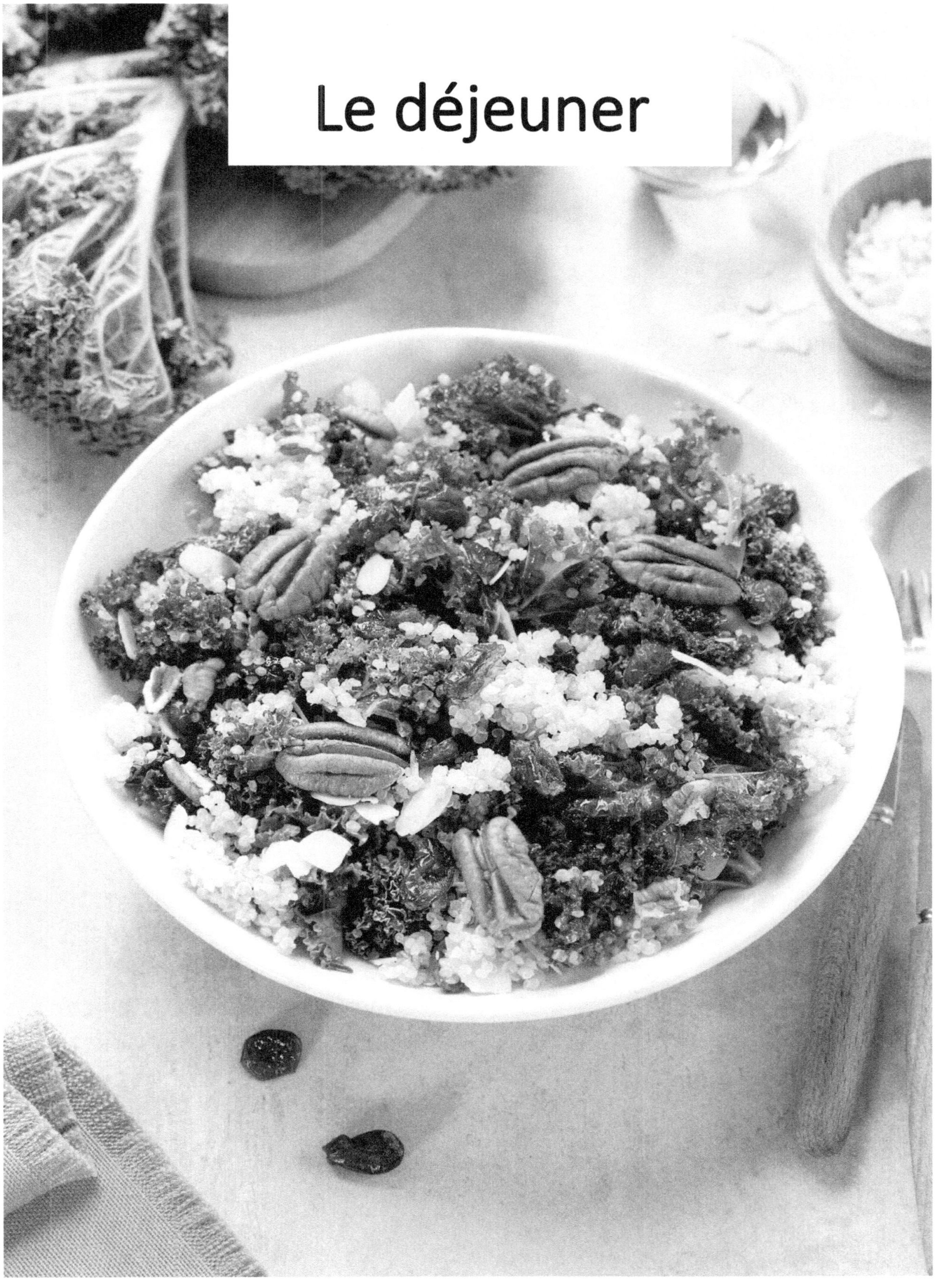

Le déjeuner

Salade de Quinoa aux Légumes Frais

Temps de préparation : 10 minutes
Temps de cuisson : 15 minutes
Taille de la portion : 2

Ingrédients :

100 g de quinoa
250 ml d'eau
1 concombre coupé en dés
100 g de tomates cerises, coupées en deux
40 g d'oignon rouge coupé en dés
30 ml d'huile d'olive
15 ml de jus de citron
Sel et poivre au goût

Instructions :

Cuire le quinoa selon les instructions sur l'emballage.
Une fois cuit, laissez-le refroidir puis transférez-le dans un grand bol.
Ajoutez le concombre, les tomates, et l'oignon rouge.
Dans un petit bol, mélangez l'huile d'olive, le jus de citron, le sel et le poivre.
Versez la vinaigrette sur la salade et mélangez bien.
Servez immédiatement ou mettez au réfrigérateur pour plus tard.

Valeurs nutritionnelles (1 portion) :

Énergie : 295 Kcal
Glucides : 34 g
Protéines : 8 g
Lipides : 15 g

Poulet Grillé au Vinaigre Balsamique et Légumes

Temps de préparation : 10 minutes
Temps de cuisson : 15 minutes
Taille de la portion : 2

Ingrédients :

2 blancs de poulet
1 courgette, tranchée
1 poivron, tranché
30 ml d'huile d'olive
30 ml de vinaigre balsamique
Sel et poivre au goût

Instructions :

Préchauffez votre grill à feu moyen.
Assaisonnez le poulet et les légumes avec de l'huile d'olive, du vinaigre balsamique, du sel et du poivre.
Grillez le poulet pendant 6-7 minutes de chaque côté, et les légumes jusqu'à ce qu'ils soient tendres.
Servez immédiatement.

Valeurs nutritionnelles (1 portion) :

Énergie : 335 Kcal
Glucides : 11 g
Protéines : 30 g
Lipides : 18 g

Salade de Pois Chiches et Tomates

Temps de préparation : 10 minutes
Temps de cuisson : 0 minutes
Taille de la portion : 2

Ingrédients :

1 boîte de pois chiches, égouttés et rincés
2 grosses tomates, coupées en dés

1 petit oignon rouge, finement haché
40 g de persil frais, haché
30 ml d'huile d'olive
15 ml de jus de citron
Sel et poivre au goût

Instructions :

Dans un grand bol, combinez les pois chiches, les tomates, l'oignon rouge, et le persil.
Dans un petit bol, mélangez l'huile d'olive, le jus de citron, le sel, et le poivre.
Versez la vinaigrette sur la salade et mélangez bien.
Laissez la salade reposer quelques minutes pour que les saveurs se mélangent avant de servir.

Valeurs nutritionnelles (1 portion) :

Énergie : 280 Kcal
Glucides : 38 g
Protéines : 12 g
Lipides : 11 g

Tacos aux Avocats et Haricots Noirs

Temps de préparation : 10 minutes
Temps de cuisson : 10 minutes
Taille de la portion : 2

Ingrédients :

4 petites tortillas de blé complet
1 boîte de haricots noirs, égouttés et rincés
1 avocat, tranché
125 ml de salsa
125 ml de laitue râpée

Instructions :

Chauffez les haricots noirs dans une petite casserole à feu moyen jusqu'à ce qu'ils soient chauds.
Assemblez les tacos en superposant les haricots, les tranches d'avocat, la salsa, et la laitue sur les tortillas.
Servez immédiatement.

Valeurs nutritionnelles (1 portion) :

Énergie : 380 Kcal
Glucides : 55 g
Protéines : 14 g
Lipides : 13 g

Soupe de Lentilles aux Légumes

Temps de préparation : 10 minutes
Temps de cuisson : 30 minutes
Taille de la portion : 2

Ingrédients :

100 g de lentilles vertes
500 ml de bouillon de légumes
1 carotte, coupée en dés
1 branche de céleri, coupée en dés
1/2 oignon, coupé en dés
2 gousses d'ail, émincées
15 ml d'huile d'olive
Sel et poivre au goût

Instructions :

Dans une casserole, chauffez l'huile d'olive à feu moyen. Ajoutez l'oignon, l'ail, la carotte, et le céleri et faites revenir jusqu'à ce qu'ils soient tendres.
Ajoutez les lentilles et le bouillon. Portez à ébullition, puis réduisez le feu et laissez mijoter pendant environ 30 minutes, ou jusqu'à ce que les lentilles soient tendres.

Assaisonnez avec du sel et du poivre.
Servez chaud.

Valeurs nutritionnelles (1 portion) :

Énergie : 275 Kcal
Glucides : 39 g
Protéines : 13 g
Lipides : 7 g

Curry de Patate Douce et d'Épinards

Temps de préparation : 15 minutes
Temps de cuisson : 30 minutes
Taille de la portion : 2

Ingrédients :

2 patates douces, pelées et coupées en cubes
2 tasses d'épinards frais
1 oignon, coupé en dés
2 gousses d'ail, émincées
1 cuillère à soupe d'huile d'olive
1 cuillère à soupe de poudre de curry
1 boîte de lait de coco
Sel au goût

Instructions :

Chauffez l'huile d'olive dans une casserole à feu moyen. Ajoutez les oignons et l'ail et faites revenir jusqu'à ce qu'ils soient tendres.
Ajoutez les patates douces et la poudre de curry, mélangez bien.
Versez le lait de coco, couvrez et laissez mijoter jusqu'à ce que les patates douces soient tendres, environ 20 minutes.
Ajoutez les épinards et faites cuire jusqu'à ce qu'ils soient flétris.
Assaisonnez avec du sel à votre goût. Servez chaud.

Valeurs nutritionnelles (1 portion) :

Énergie : 465 Kcal
Glucides : 58 g
Protéines : 9 g
Lipides : 23 g

Sauté de Dinde et Légumes

Temps de préparation : 10 minutes
Temps de cuisson : 20 minutes
Taille de la portion : 2

Ingrédients :

1/2 livre de dinde hachée
1 poivron, tranché
1 courgette, tranchée
1 oignon, tranché
2 cuillères à soupe de sauce soja faible en sodium
1 cuillère à soupe d'huile d'olive

Instructions :

Chauffez l'huile dans une poêle à feu moyen.
Ajoutez la dinde et faites-la cuire jusqu'à ce qu'elle soit bien dorée.
Ajoutez les légumes et la sauce soja, et faites sauter jusqu'à ce que les légumes soient tendres.
Servez chaud.

Valeurs nutritionnelles (1 portion) :

Énergie : 285 Kcal
Glucides : 12 g
Protéines : 25 g
Lipides : 15 g

Salade de Poulet et Avocat

Temps de préparation : 15 minutes
Temps de cuisson : 0 minutes
Taille de la portion : 2

Ingrédients :

2 blancs de poulet cuits, effilochés
1 avocat mûr, écrasé
1/2 oignon rouge, coupé en dés
1/2 tasse de coriandre hachée
Jus d'un citron vert
Sel au goût

Instructions :

Combinez tous les ingrédients dans un bol et mélangez bien.
Servez sur du pain complet ou des feuilles de laitue.

Valeurs nutritionnelles (1 portion) :

Énergie : 340 Kcal
Glucides : 8 g
Protéines : 34 g
Lipides : 18 g

Sauté de Crevettes et Brocoli

Temps de préparation : 10 minutes
Temps de cuisson : 10 minutes
Taille de la portion : 2

Ingrédients :

1/2 livre de crevettes, décortiquées et déveinées
2 tasses de fleurettes de brocoli
2 gousses d'ail, émincées
2 cuillères à soupe de sauce soja faible en sodium
1 cuillère à soupe d'huile d'olive

Instructions :

Chauffez l'huile dans une poêle à feu moyen.
Ajoutez l'ail et les crevettes et faites cuire jusqu'à ce que les crevettes soient roses.
Ajoutez le brocoli et la sauce soja, et faites sauter jusqu'à ce que le brocoli soit tendre.
Servez chaud.

Valeurs nutritionnelles (1 portion) :

Énergie : 225 Kcal
Glucides : 10 g
Protéines : 25 g
Lipides : 9 g

Poivrons Farcis aux Légumes et Quinoa

Temps de préparation : 15 minutes
Temps de cuisson : 30 minutes
Taille de la portion : 2

Ingrédients :

2 poivrons, avec le haut enlevé et évidés
1/2 tasse de quinoa cuit
1/2 tasse de haricots noirs, rincés et égouttés
1/2 tasse de maïs
1/2 tasse de fromage râpé
1/2 tasse de salsa

Instructions :

Préchauffez le four à 190°C (375°F). Placez les poivrons dans un plat de cuisson.
Mélangez le quinoa, les haricots, le maïs, le fromage et la salsa dans un bol.
Remplissez les poivrons avec le mélange.

Cuisez au four pendant 30 minutes ou jusqu'à ce que les poivrons soient tendres et que le fromage soit fondu.
Servez chaud.

Valeurs nutritionnelles (1 portion) :

Énergie : 340 Kcal
Glucides : 50 g
Protéines : 16 g
Lipides : 10 g

Saumon à la Sauce Citron-Aneth

Temps de préparation : 10 minutes
Temps de cuisson : 15 minutes
Taille de la portion : 2

Ingrédients :

2 filets de saumon
1 citron, pressé
1 cuillère à soupe d'aneth frais, haché
1 cuillère à soupe d'huile d'olive
Sel au goût

Instructions :

Préchauffez le four à 200°C (400°F). Placez le saumon sur une plaque de cuisson, arrosez d'huile d'olive et assaisonnez de sel.
Faites cuire pendant 12-15 minutes ou jusqu'à ce que le saumon soit cuit.
Pendant la cuisson du saumon, mélangez le jus de citron et l'aneth dans un petit bol pour créer la sauce.
Arrosez le saumon cuit avec la sauce avant de servir.

Valeurs nutritionnelles (1 portion) :

Énergie : 265 Kcal
Glucides : 2 g
Protéines : 34 g
Lipides : 13 g

Soupe de Courge Butternut

Temps de préparation : 10 minutes
Temps de cuisson : 40 minutes
Taille de la portion : 2

Ingrédients :

1 petite courge butternut, pelée et coupée en cubes
1 oignon, coupé en dés
2 gousses d'ail, émincées
4 tasses de bouillon de légumes
1 cuillère à soupe d'huile d'olive
Sel au goût

Instructions :

Chauffez l'huile d'olive dans une casserole à feu moyen. Ajoutez les oignons et l'ail, faites revenir jusqu'à ce qu'ils soient tendres.
Ajoutez la courge butternut et le bouillon, portez à ébullition. Réduisez le feu et laissez mijoter jusqu'à ce que la courge soit tendre, environ 30 minutes.
Mixez la soupe avec un mixeur jusqu'à obtenir une consistance lisse. Assaisonnez avec du sel à votre goût. Servez chaud.

Valeurs nutritionnelles (1 portion) :

Énergie : 210 Kcal
Glucides : 42 g
Protéines : 3 g
Lipides : 5 g

Wraps de Salade Arc-en-Ciel

Temps de préparation : 15 minutes
Temps de cuisson : 0 minutes
Taille de la portion : 2

Ingrédients :

4 grandes feuilles de laitue
1 carotte, râpée
1 betterave, râpée
1/2 concombre, tranché
1/2 poivron, tranché
1 avocat, tranché

Instructions :

Étalez les feuilles de laitue à plat. Répartissez également la carotte, la betterave, le concombre, le poivron et l'avocat sur les feuilles.
Roulez les feuilles de laitue en rentrant les extrémités. Servez frais.

Valeurs nutritionnelles (1 portion) :

Énergie : 180 Kcal
Glucides : 20 g
Protéines : 4 g
Lipides : 11 g

Brochettes de Poulet et Légumes Grillés

Temps de préparation : 15 minutes
Temps de cuisson : 15 minutes
Taille de la portion : 2

Ingrédients :

1/2 livre de poitrine de poulet, coupée en cubes
1 poivron, coupé en morceaux
1 courgette, coupée en morceaux
1 oignon, coupé en morceaux
2 cuillères à soupe d'huile d'olive
Sel au goût

Instructions :

Préchauffez le grill à feu moyen. Enfilez le poulet et les légumes sur des brochettes. Badigeonnez les brochettes d'huile d'olive et assaisonnez de sel.
Grillez les brochettes pendant 12-15 minutes ou jusqu'à ce que le poulet soit cuit, en les retournant de temps en temps. Servez chaud.

Valeurs nutritionnelles (1 portion) :

Énergie : 265 Kcal
Glucides : 12 g
Protéines : 28 g
Lipides : 12 g

Salade Méditerranéenne au Quinoa

Temps de préparation : 15 minutes
Temps de cuisson : 15 minutes
Taille de la portion : 2

Ingrédients :

1 tasse de quinoa cuit
1/2 concombre, coupé en dés
1/2 poivron, coupé en dés
1/2 tasse de tomates cerises, coupées en deux
1/4 tasse de fromage feta, émietté
1 cuillère à soupe d'huile d'olive
Jus de 1 citron
Sel au goût

Instructions :

Combinez tous les ingrédients dans un grand bol, mélangez bien.
Servez frais ou à température ambiante.

Valeurs nutritionnelles (1 portion) :

Énergie : 345 Kcal
Glucides : 45 g
Protéines : 12 g
Lipides : 14 g

Ragoût de Lentilles

Temps de préparation : 10 minutes
Temps de cuisson : 45 minutes
Taille de la portion : 2

Ingrédients :

1 tasse de lentilles sèches
2 tasses de bouillon de légumes
1 oignon, haché
2 gousses d'ail, émincées
1 carotte, hachée
1 cuillère à café d'huile d'olive
Sel au goût

Instructions :

Chauffez l'huile dans une casserole, ajoutez les oignons et l'ail, et faites revenir jusqu'à ce qu'ils soient tendres.
Ajoutez les lentilles, le bouillon, et les carottes. Portez à ébullition puis réduisez à feu doux, laissez cuire jusqu'à ce que les lentilles soient tendres, environ 30-40 minutes.
Assaisonnez de sel et servez chaud.

Valeurs nutritionnelles (1 portion) :

Énergie : 315 Kcal
Glucides : 57 g
Protéines : 23 g
Lipides : 2 g

Salade Grecque de Lentilles

Temps de préparation : 10 minutes
Taille de la portion : 2

Ingrédients :

1 tasse de lentilles cuites
1 tomate moyenne, coupée en dés
1/2 concombre, coupé en dés
1/2 oignon rouge, émincé finement
1/4 de tasse de fromage feta, émietté
1/4 de tasse d'olives, dénoyautées et tranchées
1 cuillère à soupe d'huile d'olive
1 cuillère à soupe de vinaigre de vin rouge
Sel et poivre au goût

Instructions :

Dans un grand bol, mélangez les lentilles cuites, la tomate, le concombre, l'oignon rouge, le fromage feta, et les olives.
Dans un autre bol, fouettez ensemble l'huile d'olive, le vinaigre de vin rouge, le sel, et le poivre pour créer la vinaigrette.
Versez la vinaigrette sur la salade et mélangez bien.
Laissez la salade reposer quelques minutes pour que les saveurs se mélangent bien avant de servir.

Valeurs nutritionnelles (1 portion) :

Énergie : 340 Kcal
Glucides : 39 g
Protéines : 18 g

Lipides : 14 g

Patate Douce au Four

Temps de préparation : 5 minutes
Temps de cuisson : 45 minutes
Taille de la portion : 2

Ingrédients :

2 patates douces moyennes
1 cuillère à soupe d'huile d'olive
Sel au goût

Instructions :

Préchauffez le four à 200°C (400°F). Enrobez les patates douces d'huile d'olive et de sel.
Placez les patates sur une plaque de cuisson et faites cuire pendant 45 minutes ou jusqu'à ce qu'elles soient tendres.
Coupez en deux et servez chaud.

Valeurs nutritionnelles (1 portion) :

Énergie : 210 Kcal
Glucides : 45 g
Protéines : 4 g
Lipides : 5 g

Salade de Poulet à l'Avocat

Temps de préparation : 15 minutes
Taille de la portion : 2

Ingrédients :

2 poitrines de poulet, cuites et effilochées
1 avocat mûr
1 cuillère à soupe de jus de citron
Sel et poivre au goût
4 tasses de salade mélangée

Instructions :

Dans un grand bol, écrasez l'avocat jusqu'à obtenir une consistance crémeuse.
Ajoutez le poulet effiloché dans le bol et mélangez bien.
Assaisonnez avec du jus de citron, du sel, et du poivre. Mélangez bien.
Servez la salade de poulet à l'avocat sur un lit de salade mélangée.

Valeurs nutritionnelles (1 portion) :

Énergie : 320 Kcal
Glucides : 8 g
Protéines : 38 g
Lipides : 15 g

Wraps de Dinde à la Laitue

Temps de préparation : 15 minutes
Temps de cuisson : 10 minutes
Taille de la portion : 2

Ingrédients :

1/2 lb de dinde hachée
4 grandes feuilles de laitue
1/2 oignon, haché
1 gousse d'ail, émincée
1 cuillère à soupe d'huile d'olive
Sel au goût

Instructions :

Chauffez l'huile dans une poêle à feu moyen.
Ajoutez l'oignon et l'ail et faites revenir jusqu'à ce qu'ils soient tendres.
Ajoutez la dinde hachée et cuisez jusqu'à ce qu'elle ne soit plus rose. Assaisonnez de sel.

Placez le mélange de dinde sur les feuilles de laitue, roulez et servez.

Valeurs nutritionnelles (1 portion) :

Énergie : 270 Kcal
Glucides : 8 g
Protéines : 27 g
Lipides : 15 g

Le dîner

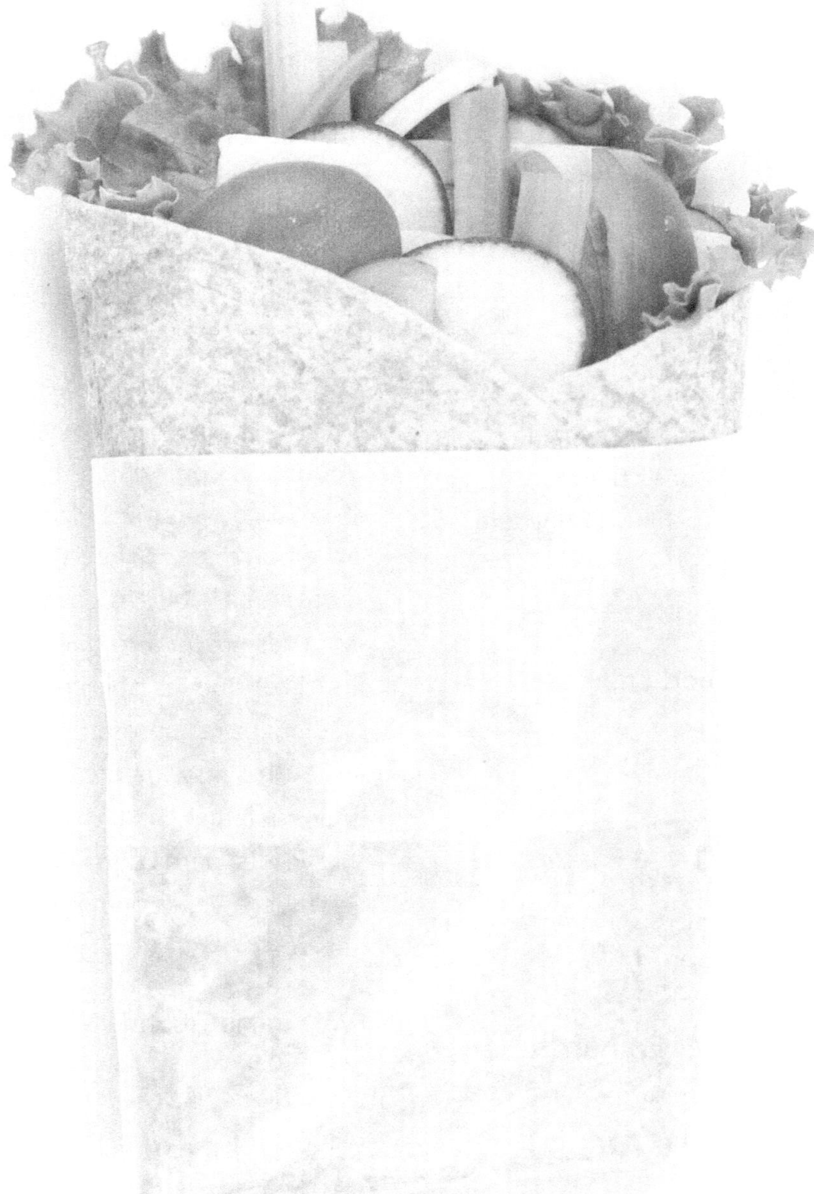

Wrap Salade Grecque

Temps de préparation : 15 minutes
Temps de cuisson : 0 minute
Portions : 2

Ingrédients :

2 tortillas de blé complet
100 g de laitue, hachée
100 g de concombre, coupé en dés
100 g de tomate, coupée en dés
50 g de fromage feta
30 ml de vinaigrette grecque

Instructions :

Mélangez la laitue, le concombre, la tomate et le fromage feta dans un bol. Arrosez de vinaigrette grecque et mélangez bien.
Divisez la salade entre les tortillas et enroulez fermement.
Servez immédiatement.

Valeurs nutritionnelles (1 portion) :

Énergie : 218 Kcal
Glucides : 24 g
Protéines : 9 g
Lipides : 11 g

Pâtes aux Pois Chiches et Épinards

Temps de préparation : 10 minutes
Temps de cuisson : 20 minutes
Portions : 2

Ingrédients :

115 g de pâtes de votre choix
15 ml d'huile d'olive
2 gousses d'ail, émincées
1/2 oignon moyen, coupé en dés
1 boîte (210 g) de pois chiches, égouttés et rincés
100 g d'épinards frais, grossièrement hachés
120 ml de bouillon de légumes
1/2 cuillère à café d'origan séché
1/2 cuillère à café de basilic séché
Sel et poivre au goût
Fromage parmesan végétalien râpé pour la garniture, facultatif

Instructions :

Cuisez les pâtes selon les instructions du paquet, puis égouttez et réservez.
Pendant ce temps, chauffez l'huile d'olive dans une grande poêle à feu moyen.
Ajoutez l'ail et l'oignon et faites revenir jusqu'à ce que l'oignon soit translucide.
Ajoutez les pois chiches, les épinards, le bouillon de légumes, l'origan, le basilic, le sel et le poivre dans la poêle. Mélangez bien.
Continuez la cuisson pendant environ 5-7 minutes, jusqu'à ce que les épinards soient flétris et que les pois chiches soient chauds.
Mélangez les pâtes cuites dans la poêle avec les autres ingrédients jusqu'à ce que tout soit bien mélangé.
Servez les pâtes dans des bols avec un peu de parmesan végétalien râpé sur le dessus, si désiré.

Valeurs nutritionnelles (1 portion) :

Énergie : 470 Kcal
Glucides : 78 g
Protéines : 20 g
Lipides : 10 g

Omelette aux Épinards et Fromage de Chèvre

Temps de préparation : 10 minutes
Temps de cuisson : 10 minutes
Portions : 2

Ingrédients :

4 gros œufs
200 g d'épinards
50 g de fromage de chèvre
15 ml d'huile d'olive
Sel et poivre au goût

Instructions :

Battez les œufs dans un bol. Mettez de côté. Chauffez l'huile dans une poêle antiadhésive à feu moyen. Ajoutez les épinards et faites cuire jusqu'à ce qu'ils soient flétris. Ajoutez les œufs battus, saupoudrez de fromage, assaisonnez de sel et de poivre. Cuisez jusqu'à ce que les œufs soient pris, retournez et cuisez encore une minute. Servez chaud.

Valeurs nutritionnelles (1 portion) :

Énergie : 296 Kcal
Glucides : 2 g
Protéines : 20 g
Lipides : 22 g

Salade de Quinoa et Haricots Noirs

Temps de préparation : 10 minutes
Temps de cuisson : 20 minutes
Portions : 2

Ingrédients :

100 g de quinoa
240 ml d'eau
100 g de haricots noirs, égouttés et rincés
100 g de maïs
50 g de coriandre hachée
30 ml de jus de citron vert
15 ml d'huile d'olive
Sel au goût

Instructions :

Rincez le quinoa à l'eau froide. Dans une casserole, combinez le quinoa et l'eau, portez à ébullition, réduisez le feu, couvrez et laissez mijoter jusqu'à ce que le quinoa soit cuit. Dans un grand bol, combinez le quinoa cuit, les haricots noirs, le maïs, la coriandre, le jus de citron vert, l'huile d'olive et le sel. Servez immédiatement.

Valeurs nutritionnelles (1 portion) :

Énergie : 320 Kcal
Glucides : 52 g
Protéines : 14 g
Lipides : 8 g

Saumon Grillé avec Asperges

Temps de préparation : 10 minutes
Temps de cuisson : 20 minutes
Portions : 2

Ingrédients :

2 filets de saumon de 115 g chacun
1 botte d'asperges
15 ml d'huile d'olive
Sel et poivre au goût

Instructions :

Badigeonnez le saumon et les asperges d'huile, assaisonnez de sel et de poivre, et faites griller jusqu'à ce que le saumon soit cuit

à votre goût et que les asperges soient tendres.
Servez chaud.

Valeurs nutritionnelles (1 portion) :

Énergie : 335 Kcal
Glucides : 5 g
Protéines : 35 g
Lipides : 20 g

Sauté de Tofu et Ananas

Temps de préparation : 10 minutes
Temps de cuisson : 15 minutes
Portions : 2

Ingrédients :

1/2 tasse de tofu, coupé en cubes
1/2 tasse de morceaux d'ananas
1 tasse de poivrons, tranchés
1 cuillère à soupe d'huile d'olive
2 cuillères à soupe de sauce soja

Instructions :

Chauffez l'huile dans une poêle à feu moyen.
Ajoutez les cubes de tofu et faites-les dorer.
Ajoutez les poivrons et les morceaux d'ananas, mélangez et faites cuire pendant environ 5 minutes.
Arrosez de sauce soja et mélangez bien.
Servez chaud.

Valeurs nutritionnelles (1 portion) :

Énergie : 233 Kcal
Glucides : 20 g
Protéines : 11 g
Lipides : 13 g

Salade d'Avocat et Crevettes

Temps de préparation : 15 minutes
Temps de cuisson : 5 minutes
Portions : 2

Ingrédients :

1/2 livre de crevettes cuites
1 avocat, coupé en dés
1/2 tasse de tomates cerises, coupées en deux
1/4 tasse d'oignon rouge, tranché finement
1 cuillère à soupe de jus de citron
1 cuillère à soupe d'huile d'olive
Sel et poivre au goût

Instructions :

Mélangez les crevettes, l'avocat, les tomates cerises et l'oignon rouge dans un bol.
Dans un petit bol, fouettez ensemble le jus de citron, l'huile d'olive, le sel et le poivre, puis versez sur la salade et mélangez.
Servez immédiatement.

Valeurs nutritionnelles (1 portion) :

Énergie : 314 Kcal
Glucides : 12 g
Protéines : 24 g
Lipides : 20 g

Sauté de Poulet et Brocoli

Temps de préparation : 10 minutes
Temps de cuisson : 15 minutes
Portions : 2

Ingrédients :

1/2 livre de poitrine de poulet, coupée en cubes
1 tasse de fleurettes de brocoli
1/2 tasse de poivrons, tranchés
1 cuillère à soupe d'huile d'olive
2 cuillères à soupe de sauce soja

Instructions :

Chauffez l'huile dans une poêle à feu moyen.
Ajoutez les cubes de poulet et faites cuire jusqu'à ce qu'ils ne soient plus roses.
Ajoutez les fleurettes de brocoli et les tranches de poivron, mélangez et faites cuire pendant environ 5 minutes.
Arrosez de sauce soja et mélangez bien.
Servez chaud.

Valeurs nutritionnelles (1 portion) :

Énergie : 244 Kcal
Glucides : 7 g
Protéines : 31 g
Lipides : 10 g

Salade Méditerranéenne de Bulgur

Temps de préparation : 20 minutes
Portions : 2

Ingrédients :

1 tasse de bulgur cuit
1/2 tasse de concombre coupé en dés
1/2 tasse de tomate coupée en dés
1/4 tasse d'oignon rouge coupé en dés
1/4 tasse d'olives kalamata hachées
1/4 tasse de fromage feta émietté
1/4 tasse de persil frais haché
2 cuillères à soupe d'huile d'olive
1 cuillère à soupe de jus de citron
Sel et poivre au goût

Instructions :

Dans un grand bol, mélangez le bulgur cuit, le concombre, la tomate, l'oignon rouge, les olives, le fromage feta et le persil.
Dans un autre bol, fouettez ensemble l'huile d'olive, le jus de citron, le sel et le poivre pour créer la vinaigrette.
Versez la vinaigrette sur la salade et mélangez bien.
Laissez la salade reposer quelques minutes avant de servir pour que les saveurs se mélangent.

Valeurs nutritionnelles (1 portion) :

Énergie : 385 Kcal
Glucides : 50 g
Protéines : 10 g
Lipides : 18 g

Crevettes à l'ail avec Nouilles de Courgette

Temps de préparation : 15 minutes
Temps de cuisson : 10 minutes
Portions : 2

Ingrédients :

1/2 livre de crevettes, décortiquées et déveinées
2 courgettes moyennes
2 gousses d'ail, hachées
1 cuillère à soupe d'huile d'olive
Sel et poivre au goût

Instructions :

À l'aide d'un spiraliseur ou d'un éplucheur à légumes, transformez les courgettes en nouilles.
Dans une poêle chauffée à feu moyen, ajoutez l'huile, l'ail et les crevettes et faites cuire jusqu'à ce que les crevettes soient roses.
Ajoutez les nouilles de courgette, assaisonnez de sel et de poivre, et mélangez bien.
Servez immédiatement.

Valeurs nutritionnelles (1 portion) :

Énergie : 214 Kcal
Glucides : 8 g
Protéines : 25 g
Lipides : 9 g

Riz de Chou-Fleur & Légumes

Temps de préparation : 15 minutes
Temps de cuisson : 10 minutes
Portion : 2 personnes

Ingrédients :

475 ml (2 tasses) de riz de chou-fleur
120 ml (1/2 tasse) de poivrons, tranchés
120 ml (1/2 tasse) de courgette, coupée en dés
15 ml (1 c. à soupe) d'huile d'olive
Sel et poivre au goût

Instructions :

Chauffer l'huile dans une poêle. Ajouter le riz de chou-fleur, les poivrons et la courgette.
Cuire pendant 10 minutes en remuant fréquemment jusqu'à ce que les légumes soient tendres.
Assaisonner de sel et de poivre.
Servir chaud.

Valeurs nutritionnelles (1 portion) :

Énergie : 132 Kcal
Glucides : 12 g
Protéines : 5 g
Lipides : 8 g

Saumon Sésame-Gingembre

Temps de préparation : 10 minutes
Temps de cuisson : 20 minutes
Portion : 2 personnes

Ingrédients :

2 filets de saumon
15 ml (1 c. à soupe) d'huile de sésame
15 ml (1 c. à soupe) de sauce soja
15 ml (1 c. à soupe) de gingembre frais râpé
7 ml (1/2 c. à soupe) de miel

Instructions :

Préchauffer le four à 200°C (400°F).
Mélanger l'huile de sésame, la sauce soja, le gingembre et le miel dans un bol.
Placer les filets de saumon sur une plaque de cuisson et les badigeonner du mélange sésame-gingembre.
Cuire pendant 20 minutes ou jusqu'à ce que le saumon s'effrite facilement à la fourchette.
Servir chaud.

Valeurs nutritionnelles (1 portion) :

Énergie : 355 Kcal
Glucides : 6 g
Protéines : 34 g
Lipides : 22 g

Tacos au Quinoa & Haricots Noirs

Temps de préparation : 10 minutes
Temps de cuisson : 15 minutes
Portion : 2 personnes

Ingrédients :

120 ml (1/2 tasse) de quinoa
240 ml (1 tasse) de haricots noirs en conserve, rincés
4 petites tortillas de maïs
1 avocat, tranché
120 ml (1/2 tasse) de salsa

Instructions :

Cuire le quinoa selon les instructions du paquet.
Chauffer les haricots noirs dans une petite casserole.
Pour assembler les tacos, étaler une couche de quinoa sur chaque tortilla, puis garnir de haricots noirs, de tranches d'avocat et de salsa.
Servir immédiatement.

Valeurs nutritionnelles (1 portion) :

Énergie : 428 Kcal
Glucides : 64 g
Protéines : 16 g
Lipides : 15 g

Soupe de Courgette & Courge Jaune

Temps de préparation : 10 minutes
Temps de cuisson : 20 minutes
Portion : 2 personnes

Ingrédients :

1 courgette, coupée en dés
1 courge jaune, coupée en dés
1 oignon, coupé en dés
15 ml (1 c. à soupe) d'huile d'olive
475 ml (2 tasses) de bouillon de légumes
Sel et poivre au goût

Instructions :

Dans une casserole, chauffer l'huile et ajouter l'oignon, la courgette et la courge. Cuire jusqu'à ce qu'ils soient tendres.
Ajouter le bouillon et porter à ébullition.
Réduire le feu et laisser mijoter pendant 20 minutes.
Mixer la soupe jusqu'à ce qu'elle soit lisse.
Assaisonner de sel et de poivre.
Servir chaud.

Valeurs nutritionnelles (1 portion) :

Énergie : 131 Kcal
Glucides : 16 g
Protéines : 3 g
Lipides : 7 g

Poulet au Yaourt Grec

Temps de préparation : 10 minutes
Temps de cuisson : 30 minutes
Portion : 2 personnes

Ingrédients :

2 filets de poulet
120 ml (1/2 tasse) de yaourt grec
15 ml (1 c. à soupe) de jus de citron
15 ml (1 c. à soupe) d'origan séché
1 gousse d'ail, émincée
Sel et poivre au goût

Instructions :

Préchauffer le four à 190°C (375°F).
Dans un bol, mélanger le yaourt grec, le jus de citron, l'origan, l'ail, le sel et le poivre.
Enrober les filets de poulet du mélange de yaourt.
Cuire pendant 30 minutes ou jusqu'à ce que le poulet soit bien cuit.
Servir chaud.

Valeurs nutritionnelles (1 portion) :

Énergie : 280 Kcal
Glucides : 5 g
Protéines : 55 g
Lipides : 4 g

Spaghetti de Courge aux Tomates Cerises

Temps de préparation : 15 minutes
Temps de cuisson : 40 minutes
Portion : 2 personnes

Ingrédients :

1 courge spaghetti
240 ml (1 tasse) de tomates cerises, coupées en deux
15 ml (1 c. à soupe) d'huile d'olive
Sel et poivre au goût

Instructions :

Préchauffez le four à 190°C (375°F). Coupez la courge en deux dans le sens de la longueur, retirez les graines et placez-la côté coupé vers le bas sur une plaque de cuisson.
Cuire environ 40 minutes ou jusqu'à ce que la chair soit tendre. Lorsque c'est suffisamment refroidi pour être manipulé, grattez les fils de spaghetti avec une fourchette.
Dans une poêle, chauffez l'huile et faites revenir les tomates jusqu'à ce qu'elles soient tendres.
Mélangez les fils de courge avec les tomates, assaisonnez de sel et de poivre, et servez.

Valeurs nutritionnelles (1 portion) :

Énergie : 212 Kcal
Glucides : 32 g
Protéines : 3 g
Lipides : 9 g

Crevettes Grillées au Citron-Aneth

Temps de préparation : 10 minutes
Temps de cuisson : 5 minutes
Portion : 2 personnes

Ingrédients :

454 g (1 lb) de grosses crevettes, décortiquées et déveinées
15 ml (1 c. à soupe) d'huile d'olive
Jus d'1 citron
5 ml (1 c. à thé) d'aneth séché
Sel et poivre au goût

Instructions :

Préchauffez le grill à feu moyen-élevé.
Mélangez les crevettes dans l'huile, le jus de citron, l'aneth, le sel et le poivre.
Faites griller environ 2-3 minutes de chaque côté, jusqu'à ce qu'elles soient opaques.
Servez immédiatement.

Valeurs nutritionnelles (1 portion) :

Énergie : 242 Kcal
Glucides : 2 g
Protéines : 46 g

Lipides : 5 g

Tofu Sauté à la Méditerranéenne

Temps de préparation : 10 minutes
Temps de cuisson : 10 minutes
Portion : 2 personnes

Ingrédients :

1 bloc de tofu, coupé en cubes
240 ml (1 tasse) de poivrons, tranchés
120 ml (1/2 tasse) d'oignon rouge, tranché
15 ml (1 c. à soupe) d'huile d'olive
Sel et poivre au goût

Instructions :

Chauffez l'huile dans une poêle, ajoutez les cubes de tofu et faites cuire jusqu'à ce qu'ils soient dorés.
Ajoutez les poivrons et l'oignon et faites revenir jusqu'à ce qu'ils soient tendres.
Assaisonnez de sel et de poivre et servez.

Valeurs nutritionnelles (1 portion) :

Énergie : 338 Kcal
Glucides : 16 g
Protéines : 22 g
Lipides : 22 g

Cabillaud au Four avec Citron & Persil

Temps de préparation : 10 minutes
Temps de cuisson : 15 minutes
Portion : 2 personnes

Ingrédients :

2 filets de cabillaud
Jus d'1 citron
15 ml (1 c. à soupe) d'huile d'olive
30 ml (2 c. à soupe) de persil frais haché
Sel et poivre au goût

Instructions :

Préchauffez le four à 200°C (400°F).
Placez le cabillaud dans un plat de cuisson.
Arrosez de jus de citron et d'huile, puis saupoudrez de persil, sel et poivre.
Cuire environ 15 minutes, jusqu'à ce que le poisson s'effrite facilement avec une fourchette.
Servez immédiatement.

Valeurs nutritionnelles (1 portion) :

Énergie : 226 Kcal
Glucides : 2 g
Protéines : 40 g
Lipides : 7 g

Salade de Quinoa à l'Avocat & Concombre

Temps de préparation : 10 minutes
Temps de cuisson : 15 minutes
Portion : 2 personnes

Ingrédients :

120 ml (1/2 tasse) de quinoa
1 concombre, coupé en dés
1 avocat, coupé en dés
15 ml (1 c. à soupe) d'huile d'olive
Jus d'1 citron
Sel et poivre au goût

Instructions :

Cuisez le quinoa selon les instructions sur l'emballage.

Dans un grand bol, mélangez le quinoa cuit, le concombre et l'avocat.

Dans un petit bol, fouettez ensemble l'huile, le jus de citron, le sel et le poivre, puis versez sur la salade.

Mélangez bien et servez.

Valeurs nutritionnelles (1 portion) :

Énergie : 350 Kcal
Glucides : 39 g
Protéines : 8 g
Lipides : 20 g

Plats d'accompagnement

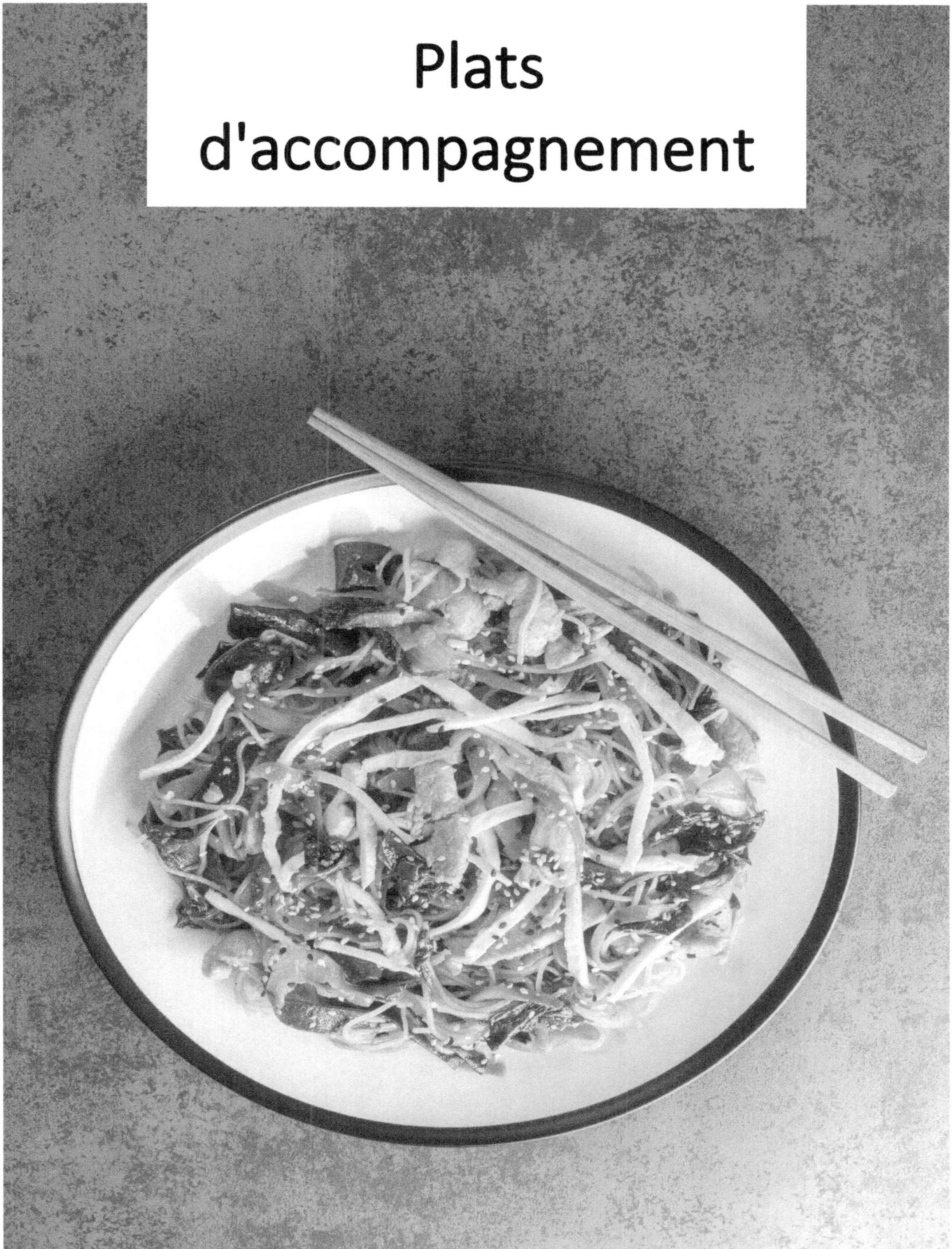

Choux de Bruxelles au Vinaigre de Cidre

Temps de préparation : 10 minutes
Temps de cuisson : 25 minutes
Portion : 2 personnes

Ingrédients :

454 g de choux de Bruxelles, parés et coupés en deux
15 ml (1 c. à soupe) d'huile d'olive
30 ml (2 c. à soupe) de vinaigre de cidre
Sel et poivre au goût

Instructions :

Préchauffez le four à 200°C (400°F).
Mélangez les choux de Bruxelles avec l'huile d'olive, le vinaigre de cidre, le sel et le poivre.
Étalez-les sur une plaque de cuisson et faites rôtir pendant 25 minutes ou jusqu'à ce qu'ils soient dorés et croustillants.

Valeurs nutritionnelles (1 portion) :

Énergie : 148 Kcal
Glucides : 19 g
Protéines : 7 g
Lipides : 7 g

Sauté d'Épinards et Champignons

Temps de préparation : 10 minutes
Temps de cuisson : 15 minutes
Portion : 2 personnes

Ingrédients :

480 ml (2 tasses) d'épinards frais
240 ml (1 tasse) de champignons tranchés
15 ml (1 c. à soupe) d'huile d'olive
2 gousses d'ail, hachées
Sel et poivre au goût

Instructions :

Chauffez l'huile d'olive dans une poêle à feu moyen.
Ajoutez l'ail et les champignons. Faites cuire pendant environ 5 minutes, jusqu'à ce que les champignons soient dorés.
Ajoutez les épinards et remuez jusqu'à ce qu'ils flétrissent.
Assaisonnez de sel et de poivre selon votre goût.

Valeurs nutritionnelles (1 portion) :

Énergie : 93 Kcal
Glucides : 5 g
Protéines : 3 g
Lipides : 7 g

Salade de Concombre au Citron et à l'Aneth

Temps de préparation : 15 minutes
Temps de cuisson : 0 minutes
Portion : 2 personnes

Ingrédients :

2 gros concombres, tranchés finement
30 ml (2 c. à soupe) d'aneth frais, haché
30 ml (2 c. à soupe) de jus de citron
15 ml (1 c. à soupe) d'huile d'olive
Sel au goût

Instructions :

Dans un grand bol, mélangez les tranches de concombre, l'aneth, le jus de citron et l'huile d'olive.

Assaisonnez avec du sel selon votre goût. Laissez reposer la salade quelques minutes pour que les saveurs se mélangent.

Valeurs nutritionnelles (1 portion) :

Énergie : 80 Kcal
Glucides : 5 g
Protéines : 1 g
Lipides : 7 g

Salade de Betteraves Rôties et Noix

Temps de préparation : 10 minutes
Temps de cuisson : 45 minutes
Portion : 2 personnes

Ingrédients :

2 betteraves moyennes
60 ml (1/4 de tasse) de noix hachées
480 ml (2 tasses) de salade verte mixte
15 ml (1 c. à soupe) d'huile d'olive
Sel et poivre au goût

Instructions :

Préchauffez le four à 200°C (400°F).
Enveloppez les betteraves dans du papier aluminium et faites rôtir pendant 45 minutes ou jusqu'à ce qu'elles soient tendres. Une fois refroidies, pelez et hachez les betteraves.
Mélangez les betteraves, les noix et la salade verte avec l'huile d'olive. Assaisonnez avec du sel et du poivre.

Valeurs nutritionnelles (1 portion) :

Énergie : 205 Kcal
Glucides : 13 g
Protéines : 4 g
Lipides : 16 g

Brocoli Rôti à l'Ail

Temps de préparation : 10 minutes
Temps de cuisson : 20 minutes
Portion : 2 personnes

Ingrédients :

480 ml (2 tasses) de fleurettes de brocoli
2 gousses d'ail, hachées
15 ml (1 c. à soupe) d'huile d'olive
Sel et poivre au goût

Instructions :

Préchauffez votre four à 200°C (400°F).
Dans un bol, mélangez les fleurettes de brocoli avec l'ail, l'huile d'olive, le sel et le poivre.
Étalez le brocoli sur une plaque de cuisson en une seule couche.
Faites rôtir pendant 20 minutes ou jusqu'à ce que le brocoli soit croustillant et doré.

Valeurs nutritionnelles (1 portion) :

Énergie : 111 Kcal
Glucides : 8 g
Protéines : 4 g
Lipides : 8 g

Carottes au Gingembre et au Curcuma

Temps de préparation : 10 minutes
Temps de cuisson : 15 minutes
Portion : 2 personnes

Ingrédients :

5 carottes moyennes, tranchées

15 ml (1 c. à soupe) d'huile d'olive
5 ml (1 c. à café) de gingembre râpé
5 ml (1 c. à café) de curcuma râpé
Sel au goût

Instructions :

Chauffez l'huile d'olive dans une poêle à feu moyen.
Ajoutez les carottes, le gingembre et le curcuma. Faites cuire pendant environ 15 minutes, jusqu'à ce que les carottes soient tendres.
Assaisonnez avec du sel selon votre goût.

Valeurs nutritionnelles (1 portion) :

Énergie : 134 Kcal
Glucides : 20 g
Protéines : 2 g
Lipides : 7 g

Salade de Quinoa et Haricots Verts

Temps de préparation : 10 minutes
Temps de cuisson : 20 minutes
Portion : 2 personnes

Ingrédients :

240 ml (1 tasse) de quinoa cuit
240 ml (1 tasse) de haricots verts frais, coupés en morceaux de 2,5 cm
15 ml (1 c. à soupe) d'huile d'olive
15 ml (1 c. à soupe) de jus de citron
Sel et poivre au goût

Instructions :

Dans une casserole d'eau bouillante, faites cuire les haricots verts pendant environ 5 minutes. Égouttez et mettez de côté.
Dans un bol, mélangez le quinoa, les haricots verts, l'huile d'olive et le jus de citron.
Assaisonnez avec du sel et du poivre.

Valeurs nutritionnelles (1 portion) :

Énergie : 237 Kcal
Glucides : 35 g
Protéines : 8 g
Lipides : 9 g

Nouilles de Courgette à l'Ail et au Citron

Temps de préparation : 10 minutes
Temps de cuisson : 10 minutes
Portion : 2 personnes

Ingrédients :

2 courgettes moyennes, spiralées en nouilles
2 gousses d'ail, hachées
15 ml (1 c. à soupe) d'huile d'olive
15 ml (1 c. à soupe) de jus de citron
Sel et poivre au goût

Instructions :

Dans une poêle à feu moyen, faites revenir l'ail dans l'huile d'olive pendant environ 2 minutes.
Ajoutez les nouilles de courgette et faites cuire encore 2 minutes.
Incorporez le jus de citron et assaisonnez avec du sel et du poivre.

Valeurs nutritionnelles (1 portion) :

Énergie : 105 Kcal

Glucides : 8 g
Protéines : 3 g
Lipides : 8 g

Purée de Patates Douces

Temps de préparation : 5 minutes
Temps de cuisson : 20 minutes
Portion : 2 personnes

Ingrédients :

2 patates douces moyennes, pelées et coupées en cubes
15 ml (1 c. à soupe) d'huile d'olive
Sel et poivre au goût

Instructions :

Faites bouillir les patates douces jusqu'à ce qu'elles soient tendres, environ 20 minutes. Égouttez.
Écrasez les patates avec l'huile d'olive, le sel et le poivre jusqu'à obtenir une consistance lisse.

Valeurs nutritionnelles (1 portion) :

Énergie : 175 Kcal
Glucides : 31 g
Protéines : 2 g
Lipides : 7 g

Salade d'Avocat et de Tomate

Temps de préparation : 10 minutes
Temps de cuisson : 0 minutes
Portion : 2 personnes

Ingrédients :

1 gros avocat, coupé en dés
2 tomates moyennes, coupées en dés
15 ml (1 c. à soupe) de jus de citron
15 ml (1 c. à soupe) d'huile d'olive
Sel et poivre au goût

Instructions :

Dans un bol, mélangez l'avocat, les tomates, le jus de citron et l'huile d'olive. Mélangez délicatement.
Assaisonnez avec du sel et du poivre.

Valeurs nutritionnelles (1 portion) :

Énergie : 235 Kcal
Glucides : 12 g
Protéines : 3 g
Lipides : 21 g

Concombres à la Grecque

Temps de préparation : 10 minutes
Temps de cuisson : 0 minutes
Portion : 2 personnes

Ingrédients :

2 concombres, tranchés
60 ml (1/4 de tasse) de fromage feta, émietté
30 ml (2 c. à soupe) d'huile d'olive
15 ml (1 c. à soupe) de jus de citron
Sel et poivre au goût

Instructions :

Combinez tous les ingrédients dans un bol et mélangez délicatement.
Servez immédiatement.

Valeurs nutritionnelles (1 portion) :

Énergie : 195 Kcal

Glucides : 6 g
Protéines : 5 g
Lipides : 18 g

Choux de Bruxelles Sautés

Temps de préparation : 5 minutes
Temps de cuisson : 10 minutes
Portion : 2 personnes

Ingrédients :

480 ml (2 tasses) de choux de Bruxelles, coupés en deux
15 ml (1 c. à soupe) d'huile d'olive
Sel et poivre au goût

Instructions :

Chauffez l'huile d'olive dans une poêle à feu moyen.
Ajoutez les choux de Bruxelles et faites cuire jusqu'à ce qu'ils commencent à brunir, environ 10 minutes.
Assaisonnez avec du sel et du poivre.

Valeurs nutritionnelles (1 portion) :

Énergie : 107 Kcal
Glucides : 10 g
Protéines : 4 g
Lipides : 7 g

Salade de Patate Douce et Betterave

Temps de préparation : 15 minutes
Temps de cuisson : 30 minutes
Portion : 2 personnes

Ingrédients :

1 grande patate douce, pelée et coupée en cubes
2 petites betteraves, pelées et coupées en cubes
15 ml (1 c. à soupe) d'huile d'olive
Sel et poivre au goût

Instructions :

Faites rôtir les patates douces et les betteraves dans un four préchauffé à 200°C (400°F) pendant 30 minutes.
Mélangez avec l'huile d'olive, le sel et le poivre.

Valeurs nutritionnelles (1 portion) :

Énergie : 212 Kcal
Glucides : 31 g
Protéines : 4 g
Lipides : 9 g

Asperges à l'Ail

Temps de préparation : 10 minutes
Temps de cuisson : 15 minutes
Portion : 2 portions

Ingrédients :

1 botte d'asperges (environ 225 g)
2 gousses d'ail, hachées
15 ml (1 c. à soupe) d'huile d'olive
Sel et poivre noir au goût
Quartiers de citron (facultatif)

Instructions :

Coupez les extrémités inférieures des asperges, car elles peuvent être dures.

Chauffez l'huile d'olive dans une grande poêle à feu moyen. Faites revenir l'ail haché pendant une minute ou jusqu'à ce qu'il soit aromatique. Veillez à ne pas brûler l'ail.
Ajoutez les asperges. Cuisez en remuant périodiquement pendant environ 10 minutes ou jusqu'à ce que les asperges soient tendres et légèrement croquantes. Si les asperges sont épaisses, couvrez la poêle pour les faire cuire à la vapeur pendant quelques minutes.
Assaisonnez avec du sel et du poivre. Servez avec des quartiers de citron si désiré.

Valeurs nutritionnelles (1 portion) :

Énergie : 90 Kcal
Glucides : 6 g
Protéines : 3 g
Lipides : 7 g

Chou-fleur Rôti au Curcuma

Temps de préparation : 10 minutes
Temps de cuisson : 30 minutes
Portion : 2 personnes

Ingrédients :

1/2 chou-fleur, coupé en bouquets
15 ml (1 c. à soupe) d'huile d'olive
5 ml (1 c. à café) de curcuma
Sel et poivre au goût

Instructions :

Préchauffez le four à 200°C (400°F).
Mélangez le chou-fleur avec l'huile d'olive, le curcuma, le sel et le poivre.
Faites rôtir pendant 30 minutes jusqu'à ce qu'il soit doré et croustillant.

Valeurs nutritionnelles (1 portion) :

Énergie : 106 Kcal
Glucides : 8 g
Protéines : 3 g
Lipides : 8 g

Courgettes Grillées

Temps de préparation : 10 minutes
Temps de cuisson : 15 minutes
Portion : 2 personnes

Ingrédients :

2 courgettes moyennes, tranchées
15 ml (1 c. à soupe) d'huile d'olive
Sel et poivre au goût

Instructions :

Badigeonnez les tranches de courgette avec de l'huile d'olive, assaisonnez de sel et de poivre.
Faites griller jusqu'à ce qu'elles soient tendres et légèrement grillées.

Valeurs nutritionnelles (1 portion) :

Énergie : 107 Kcal
Glucides : 5 g
Protéines : 2 g
Lipides : 9 g

Sauté de Quinoa et Tempeh

Temps de préparation : 15 minutes
Temps de cuisson : 15 minutes
Portion : 2 portions

Ingrédients :

240 ml (1 tasse) de quinoa cuit
100 g de tempeh, coupé en petits cubes

480 ml (2 tasses) de légumes variés (comme poivrons, brocoli, carottes), hachés
2 gousses d'ail, hachées
30 ml (2 c. à soupe) de sauce soja (ou tamari pour une option sans gluten)
15 ml (1 c. à soupe) d'huile de sésame (ou toute autre huile de cuisson)
5 ml (1 c. à café) de gingembre frais râpé
Garnitures optionnelles : graines de sésame, oignons verts hachés

Instructions :

Chauffez l'huile dans une grande poêle ou un wok à feu moyen. Ajoutez les cubes de tempeh et faites cuire jusqu'à ce qu'ils soient dorés de tous les côtés. Retirez le tempeh de la poêle et réservez.
Dans la même poêle, ajoutez plus d'huile si nécessaire, puis ajoutez l'ail et le gingembre. Faites cuire environ une minute jusqu'à ce qu'ils soient parfumés.
Ajoutez les légumes hachés et faites cuire environ 5-7 minutes, ou jusqu'à ce qu'ils soient tendres-croquants.
Remettez le quinoa cuit et le tempeh frit dans la poêle. Bien mélanger avec les légumes.
Versez la sauce soja sur le mélange et remuez bien. Laissez cuire encore 2-3 minutes, ou jusqu'à ce que tout soit bien chaud.
Servez le sauté dans des bols, garni de graines de sésame et d'oignons verts hachés si vous le souhaitez.

Valeurs nutritionnelles (1 portion) :

Énergie : 350 Kcal
Glucides : 46 g
Protéines : 18 g
Lipides : 11 g

Salade de Concombre et Tomate

Temps de préparation : 10 minutes
Temps de cuisson : 0 minutes
Portion : 2 personnes

Ingrédients :

2 concombres moyens, hachés
2 tomates moyennes, hachées
60 ml (1/4 de tasse) d'oignon rouge, finement tranché
30 ml (2 c. à soupe) d'huile d'olive
15 ml (1 c. à soupe) de vinaigre de cidre de pomme
Sel et poivre au goût

Instructions :

Dans un bol, mélangez les concombres, les tomates et l'oignon.
Arrosez d'huile d'olive et de vinaigre, assaisonnez de sel et de poivre. Mélangez pour combiner.

Valeurs nutritionnelles (1 portion) :

Énergie : 161 Kcal
Glucides : 11 g
Protéines : 2 g
Lipides : 14 g

Épinards Sautés à l'Ail

Temps de préparation : 5 minutes
Temps de cuisson : 5 minutes
Portion : 2 personnes

Ingrédients :

960 ml (4 tasses) d'épinards frais
2 gousses d'ail, hachées

15 ml (1 c. à soupe) d'huile d'olive
Sel et poivre au goût

Instructions :

Chauffez l'huile dans une poêle, ajoutez l'ail et faites cuire jusqu'à ce qu'il soit parfumé. Ajoutez les épinards et faites sauter jusqu'à ce qu'ils soient flétris. Assaisonnez de sel et de poivre.

Valeurs nutritionnelles (1 portion) :

Énergie : 94 Kcal
Glucides : 3 g
Protéines : 2 g
Lipides : 8 g

Frites de Patate Douce Rôties

Temps de préparation : 10 minutes
Temps de cuisson : 30 minutes
Portion : 2 personnes

Ingrédients :

2 patates douces moyennes, coupées en frites
15 ml (1 c. à soupe) d'huile d'olive
Sel et poivre au goût

Instructions :

Préchauffez le four à 200°C (400°F).
Mélangez les frites de patate douce avec l'huile d'olive, le sel et le poivre.
Faites rôtir pendant 30 minutes jusqu'à ce qu'elles soient tendres et légèrement croustillantes.

Valeurs nutritionnelles (1 portion) :

Énergie : 206 Kcal
Glucides : 29 g
Protéines : 2 g
Lipides : 10 g

Végétalien et végétarien

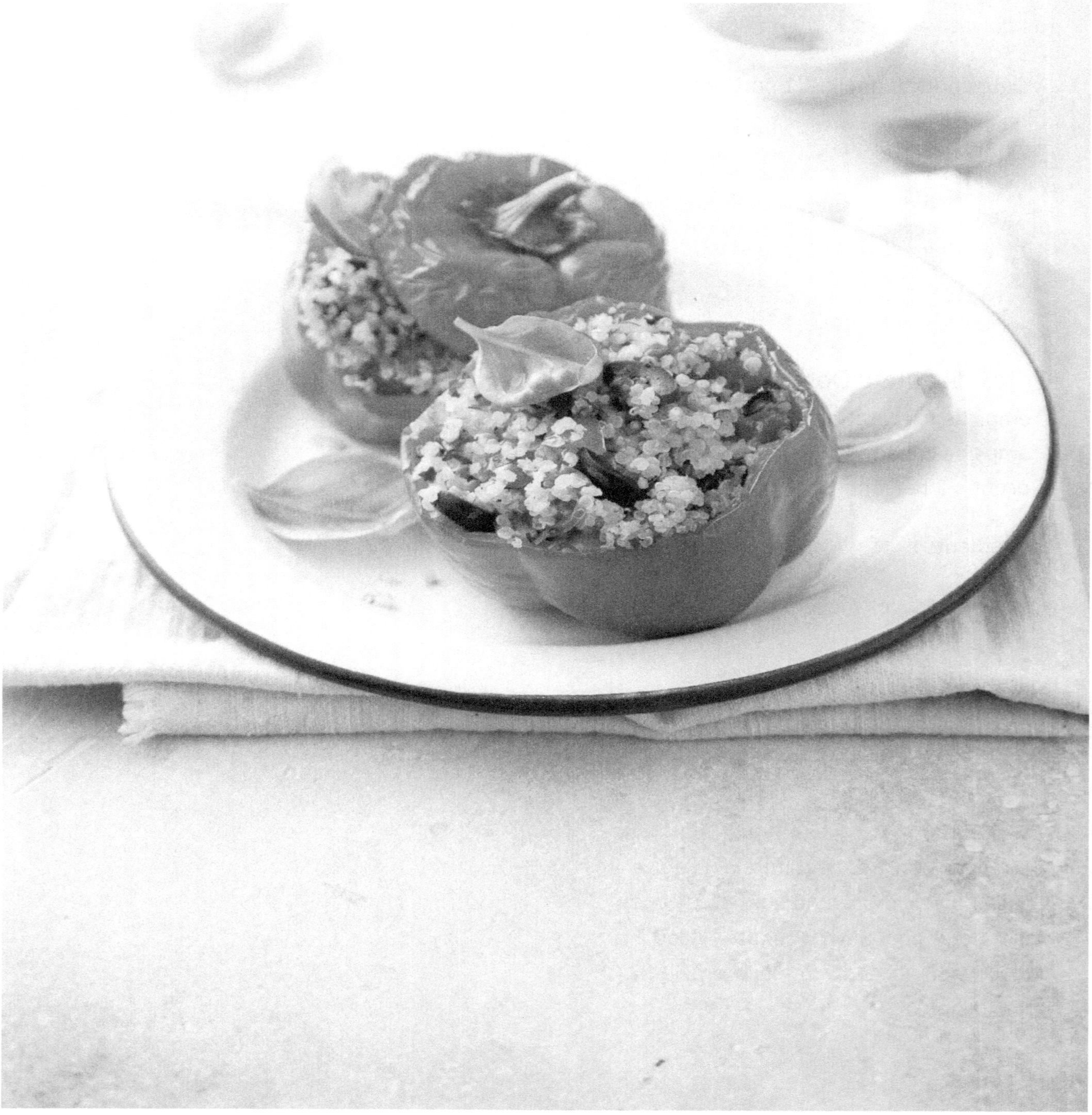

Poivrons Farcis au Quinoa Végétalien

Temps de Préparation : 15 minutes
Temps de Cuisson : 30 minutes
Portion : 2

Ingrédients :

2 gros poivrons, n'importe quelle couleur
95g de quinoa cuit
90g de haricots noirs, rincés et égouttés
90g de grains de maïs, frais ou surgelés
60g de tomates en dés
1 c. à soupe d'huile d'olive
Sel et poivre au goût

Instructions :

Préchauffez le four à 190°C.
Retirez les chapeaux et les graines des poivrons.
Dans un saladier, mélangez le quinoa cuit, les haricots noirs, le maïs et les tomates en dés.
Assaisonnez de sel et de poivre selon votre goût.
Remplissez les poivrons avec le mélange de quinoa.
Placez les poivrons dans un plat de cuisson, arrosez d'huile d'olive, et faites cuire pendant 30 minutes, ou jusqu'à ce qu'ils soient tendres.
Servez chaud.

Informations Nutritionnelles (1 portion) :

Énergie : 288 Kcal
Glucides : 49 g
Protéines : 11 g
Lipides : 8 g

Smoothie Végétalien Banane Beurre de Cacahuète

Temps de Préparation : 5 minutes
Temps de Cuisson : 0 minute
Portion : 2

Ingrédients :

2 bananes
480 ml de lait d'amande
2 c. à soupe de beurre de cacahuète naturel
1 c. à café de graines de chia

Instructions :

Mettez les bananes, le lait d'amande, et le beurre de cacahuète dans un mixeur.
Mixez jusqu'à obtenir une consistance lisse.
Versez dans des verres et saupoudrez de graines de chia.
Servez immédiatement.

Informations Nutritionnelles (1 portion) :

Énergie : 308 Kcal
Glucides : 42 g
Protéines : 8 g
Lipides : 15 g

Pudding aux Baies et Graines de Chia Végétalien

Temps de Préparation : 10 minutes
Temps de Cuisson : 0 minute (plus le temps de réfrigération)
Portion : 2

Ingrédients :

30g de graines de chia

240 ml de lait d'amande
1 c. à soupe de sirop d'érable
90g de baies mélangées

Instructions :

Dans un bol, mélangez les graines de chia, le lait d'amande, et le sirop d'érable.
Remuez bien, couvrez, et mettez au réfrigérateur pendant au moins 2 heures ou toute la nuit.
Une fois le pudding pris, ajoutez les baies mélangées avant de servir.
Servez frais.

Informations Nutritionnelles (1 portion) :

Énergie : 195 Kcal
Glucides : 28 g
Protéines : 5 g
Lipides : 8 g

Légumes Grillés au Vinaigre Balsamique Végétalien

Temps de Préparation : 10 minutes
Temps de Cuisson : 15 minutes
Portion : 2

Ingrédients :

1 courgette, coupée en lamelles dans le sens de la longueur
1 poivron, coupé en lamelles
1/2 aubergine, coupée en lamelles
2 c. à soupe d'huile d'olive
1 c. à soupe de vinaigre balsamique
Sel et poivre au goût

Instructions :

Préchauffez le grill à feu moyen.
Mélangez les légumes avec l'huile d'olive, le vinaigre balsamique, le sel, et le poivre.
Faites griller les légumes pendant environ 5-7 minutes de chaque côté, jusqu'à ce qu'ils soient tendres et légèrement carbonisés.
Servez chaud.

Informations Nutritionnelles (1 portion) :

Énergie : 183 Kcal
Glucides : 15 g
Protéines : 3 g
Lipides : 14 g

Avocats Farcis Végétaliens

Temps de Préparation : 10 minutes
Temps de Cuisson : 0 minute
Portion : 2

Ingrédients :

1 gros avocat mûr, coupé en deux et dénoyauté
90g de pois chiches, rincés et égouttés
60g de tomates en dés
60g de concombre en dés
1 c. à soupe d'huile d'olive
1/2 citron, pressé
Sel et poivre au goût

Instructions :

Dans un bol, mélangez ensemble les pois chiches, les tomates, le concombre, l'huile d'olive, et le jus de citron. Assaisonnez de sel et de poivre.
Placez le mélange dans les moitiés d'avocat.
Servez immédiatement.

Informations Nutritionnelles (1 portion) :

Énergie : 329 Kcal
Glucides : 21 g
Protéines : 6 g
Lipides : 27 g

Tacos Végétaliens aux Patates Douces et Haricots Noirs

Temps de Préparation: 15 minutes
Temps de Cuisson: 15 minutes
Taille de la Portion: 2

Ingrédients:

4 petites tortillas de maïs
1 grosse patate douce, coupée en dés
120 ml de haricots noirs, rincés et égouttés
1/2 oignon, coupé en dés
1 gousse d'ail, émincée
1 c. à soupe d'huile d'olive
Sel et poivre au goût

Instructions:

Chauffez l'huile d'olive dans une poêle à feu moyen.
Ajoutez l'oignon et l'ail, faites revenir jusqu'à ce que l'oignon soit translucide.
Ajoutez la patate douce, cuisez jusqu'à ce qu'elle soit tendre.
Incorporez les haricots noirs, assaisonnez de sel et de poivre.
Réchauffez les tortillas dans une poêle sèche, puis garnissez-les du mélange de patate douce et de haricots noirs.
Servez chaud.

Valeurs Nutritionnelles (1 portion):

Énergie: 314 Kcal
Glucides: 53 g
Protéines: 9 g
Lipides: 9 g

Sauté Végétalien de Légumes et Tofu

Temps de Préparation: 10 minutes
Temps de Cuisson: 15 minutes
Taille de la Portion: 2

Ingrédients:

115 g de tofu ferme, coupé en cubes
1 poivron, émincé
1 courgette, tranchée
1 carotte, tranchée
2 c. à soupe de sauce soja faible en sodium
1 c. à soupe d'huile d'olive

Instructions:

Chauffez l'huile d'olive dans une grande poêle ou un wok à feu moyen.
Faites cuire le tofu jusqu'à ce qu'il soit doré des deux côtés.
Sauté de poivron, courgette, et carotte pendant environ 5 minutes, ou jusqu'à ce que les légumes soient tendres-croquants.
Incorporez la sauce soja pour couvrir le tofu et les légumes.
Servez chaud.

Valeurs Nutritionnelles (1 portion):

Énergie: 195 Kcal
Glucides: 15 g
Protéines: 9 g
Lipides: 12 g

Soupe Végétalienne aux Pois Cassés

Temps de Préparation: 1 heure 10 minutes
Taille de la Portion: 2 portions

Ingrédients:

120 ml de pois cassés secs
1/2 gros oignon, coupé en dés
1 carotte, coupée en dés
1 branche de céleri, coupée en dés
1 gousse d'ail, émincée
360 ml de bouillon de légumes
1/4 c. à café de thym séché
1/4 c. à café de poivre noir
Sel au goût

Instructions:

Rincez les pois cassés à l'eau froide.
Dans une casserole moyenne, faites revenir l'oignon, la carotte, le céleri, et l'ail dans un peu de bouillon de légumes jusqu'à ce que l'oignon soit translucide, environ 5-7 minutes.
Ajoutez les pois cassés, le reste du bouillon, le thym, et le poivre. Portez à ébullition.
Réduisez le feu au minimum, couvrez et laissez mijoter pendant 1 heure ou jusqu'à ce que les pois soient tendres. Remuez de temps en temps et, si nécessaire, ajoutez de l'eau.
Mixez la soupe avec un mixeur plongeant jusqu'à obtenir une consistance lisse. Si vous n'avez pas de mixeur plongeant, vous pouvez utiliser un blender. Attention, la soupe sera chaude.
Assaisonnez de sel si nécessaire.
Servez immédiatement avec du pain croustillant. Si vous préférez une soupe avec des morceaux, ne mixez pas ou mixez seulement une partie.

Valeurs Nutritionnelles (1 portion):

Énergie: 280 Kcal
Glucides: 50 g
Protéines: 20 g
Lipides: 1,5 g

Bruschetta Végétalienne Tomate et Basilic

Temps de Préparation: 10 minutes
Temps de Cuisson: 5 minutes
Taille de la Portion: 2

Ingrédients:

4 tranches de pain complet
1 grosse tomate, coupée en dés
60 ml de feuilles de basilic frais, hachées
1 gousse d'ail, émincée
1 c. à soupe d'huile d'olive
Sel et poivre au goût

Instructions:

Faites griller les tranches de pain.
Dans un bol, mélangez la tomate en dés, le basilic haché, l'ail émincé, l'huile d'olive, le sel, et le poivre.
Répartissez le mélange de tomate sur les tranches de pain grillé.
Servez immédiatement.

Valeurs Nutritionnelles (1 portion):

Énergie: 217 Kcal
Glucides: 27 g
Protéines: 7 g
Lipides: 10 g

Tartine Végétalienne au Beurre d'Amande et Banane

Temps de Préparation: 5 minutes
Temps de Cuisson: 2 minutes
Taille de la Portion: 2

Ingrédients:

4 tranches de pain complet
2 c. à soupe de beurre d'amande
1 banane, tranchée

Instructions:

Faites griller les tranches de pain.
Tartinez les tranches grillées de beurre d'amande.
Garnissez de tranches de banane.
Servez immédiatement.

Valeurs Nutritionnelles (1 portion):

Énergie: 296 Kcal
Glucides: 41 g
Protéines: 9 g
Lipides: 12 g

Salade Végétalienne de Quinoa et Avocat

Temps de Préparation: 15 minutes
Temps de Cuisson: 20 minutes
Taille de la Portion: 2

Ingrédients:

120 ml de quinoa
1 avocat, coupé en dés
240 ml de tomates cerises, coupées en deux
120 ml d'épinards frais, hachés
1 c. à soupe d'huile d'olive
2 c. à soupe de jus de citron
Sel et poivre au goût

Instructions:

Cuisez le quinoa selon les instructions sur le paquet.
Dans un grand saladier, mélangez le quinoa cuit, l'avocat, les tomates cerises, et les épinards.
Dans un petit bol, combinez l'huile d'olive, le jus de citron, le sel, et le poivre.
Assaisonnez la salade avec la vinaigrette.
Servez immédiatement ou réfrigérez jusqu'à ce que vous soyez prêt à servir.

Valeurs Nutritionnelles (1 portion):

Énergie: 418 Kcal
Glucides: 46 g
Protéines: 10 g
Lipides: 23 g

Courgettes Farcies Végétaliennes

Temps de Préparation: 15 minutes
Temps de Cuisson: 25 minutes
Taille de la Portion: 2

Ingrédients:

2 courgettes moyennes
1 c. à soupe d'huile d'olive
1 petit oignon, coupé en dés
2 gousses d'ail, émincées
1 tomate moyenne, coupée en dés
240 ml de quinoa cuit
120 ml de haricots noirs en conserve, égouttés et rincés
1/2 c. à café de cumin moulu
1/2 c. à café de paprika
Sel et poivre noir au goût
2 c. à soupe de persil frais haché

Instructions:

Préchauffez le four à 200°C.

Coupez les courgettes en deux dans le sens de la longueur et évidez la chair, laissant une coquille épaisse de 0,5 cm.
Dans une poêle à feu moyen, chauffez l'huile d'olive. Faites revenir l'oignon et l'ail jusqu'à ce qu'ils soient tendres.
Ajoutez la tomate, le quinoa, les haricots noirs, le cumin, le paprika, le sel et le poivre.
Continuez à cuire pendant quelques minutes.
Remplissez les demi-courgettes avec le mélange.
Placez les courgettes remplies sur une plaque de cuisson et faites cuire pendant 15-20 minutes.
Garnissez de persil haché avant de servir.

Valeurs Nutritionnelles (1 portion):

Énergie: 285 Kcal
Glucides: 37 g
Protéines: 11 g
Lipides: 10 g

Riz Sauté Végétalien aux Légumes

Temps de Préparation: 10 minutes
Temps de Cuisson: 15 minutes
Taille de la Portion: 2

Ingrédients:

240 ml de riz brun cuit
120 ml de légumes mélangés surgelés
1/2 oignon, coupé en dés
1 gousse d'ail, émincée
2 c. à soupe de sauce soja faible en sodium
1 c. à soupe d'huile d'olive

Instructions:

Dans une poêle, chauffez l'huile d'olive à feu moyen.
Ajoutez l'oignon et l'ail, et faites revenir jusqu'à ce que l'oignon soit translucide.
Ajoutez les légumes mélangés et faites cuire jusqu'à ce qu'ils soient bien chauds.
Incorporez le riz brun cuit et la sauce soja.
Servez chaud.

Valeurs Nutritionnelles (1 portion):

Énergie: 255 Kcal
Glucides: 44 g
Protéines: 6 g
Lipides: 7 g

Nouilles de Courgette Végétaliennes avec Sauce Tomate

Temps de Préparation: 15 minutes
Temps de Cuisson: 10 minutes
Taille de la Portion: 2

Ingrédients:

2 courgettes moyennes
240 ml de sauce tomate
1 gousse d'ail, émincée
1 c. à soupe d'huile d'olive
Sel et poivre au goût

Instructions:

Utilisez un spiraliseur ou un éplucheur pour créer des nouilles de courgette.
Dans une casserole moyenne, chauffez l'huile d'olive.
Faites revenir l'ail jusqu'à ce qu'il soit parfumé.
Ajoutez les nouilles de courgette et faites cuire pendant 2-3 minutes.

Assaisonnez avec du sel et du poivre, puis ajoutez la sauce tomate.
Servez chaud.

Valeurs Nutritionnelles (1 portion):

Énergie: 141 Kcal
Glucides: 15 g
Protéines: 5 g
Lipides: 8 g

Salade Végétalienne de Pois Chiches

Temps de Préparation: 15 minutes
Taille de la Portion: 2

Ingrédients:

240 ml de pois chiches, rincés et égouttés
1 concombre, coupé en dés
1 poivron, coupé en dés
60 ml de persil frais, haché
1 c. à soupe d'huile d'olive
2 c. à soupe de jus de citron
Sel et poivre au goût

Instructions:

Dans un grand bol, mélangez les pois chiches, le concombre, le poivron, et le persil.
Dans un petit bol, combinez l'huile d'olive, le jus de citron, le sel, et le poivre.
Assaisonnez la salade avec la vinaigrette.
Servez immédiatement ou réfrigérez jusqu'à ce que vous soyez prêt à servir.

Valeurs Nutritionnelles (1 portion):

Énergie: 238 Kcal
Glucides: 32 g
Protéines: 9 g
Lipides: 10 g

Soupe Végétalienne à la Citrouille

Temps de Préparation: 10 minutes
Temps de Cuisson: 25 minutes
Taille de la Portion: 2

Ingrédients:

240 ml de purée de citrouille
240 ml de bouillon de légumes
1/2 oignon, coupé en dés
1 gousse d'ail, émincée
1/2 c. à café de cumin
1 c. à soupe d'huile d'olive
Sel et poivre au goût

Instructions:

Chauffez l'huile d'olive dans une casserole à feu moyen.
Faites revenir l'oignon et l'ail jusqu'à ce que l'oignon soit translucide.
Dans un bol, combinez la purée de citrouille, le bouillon de légumes, le cumin, le sel et le poivre.
Amenez à ébullition, puis réduisez le feu et laissez mijoter pendant 20 minutes.
Servez chaud.

Valeurs Nutritionnelles (1 portion):

Énergie: 133 Kcal
Glucides: 18 g
Protéines: 2 g
Lipides: 7 g

Salade Végétalienne de Couscous

Temps de Préparation: 10 minutes
Temps de Cuisson: 5 minutes

Taille de la Portion: 2

Ingrédients:

120 ml de couscous
240 ml de bouillon de légumes
1 concombre, coupé en dés
1/2 poivron, coupé en dés
60 ml de menthe fraîche, hachée
2 c. à soupe d'huile d'olive
1 c. à soupe de jus de citron
Sel et poivre au goût

Instructions:

Dans une casserole, portez le bouillon de légumes à ébullition.
Ajoutez le couscous, couvrez et retirez du feu.
Laissez reposer pendant 5 minutes, puis égrainez à la fourchette.
Dans un grand bol, mélangez le couscous, le concombre, le poivron et la menthe.
Dans un petit bol, combinez l'huile d'olive, le jus de citron, le sel et le poivre.
Mélangez la salade avec la vinaigrette.
Servez immédiatement ou réfrigérez jusqu'à ce que vous soyez prêt à servir.

Valeurs Nutritionnelles (1 portion):

Énergie: 253 Kcal
Glucides: 33 g
Protéines: 6 g
Lipides: 11 g

Curry Végétalien au Lait de Coco

Temps de Préparation: 10 minutes
Temps de Cuisson: 20 minutes
Taille de la Portion: 2

Ingrédients:

120 ml de pois chiches en conserve, rincés et égouttés
120 ml de lait de coco
1/2 oignon, coupé en dés
1 gousse d'ail, émincée
1/2 poivron, coupé en dés
1 c. à café de poudre de curry
1 c. à soupe d'huile d'olive
Sel au goût

Instructions:

Chauffez l'huile d'olive dans une poêle à feu moyen.
Ajoutez l'oignon, l'ail et le poivron, et faites revenir jusqu'à ce que l'oignon soit translucide.
Ajoutez la poudre de curry et mélangez pour enrober les légumes.
Incorporez les pois chiches et le lait de coco.
Portez à ébullition, puis réduisez le feu et laissez mijoter pendant 15 minutes.
Servez chaud, éventuellement sur du riz complet.

Valeurs Nutritionnelles (1 portion):

Énergie: 350 Kcal
Glucides: 28 g
Protéines: 8 g
Lipides: 24 g

Smoothie Végétalien aux Baies

Temps de Préparation: 5 minutes
Taille de la Portion: 2

Ingrédients:

1 banane
240 ml de baies mélangées, fraîches ou surgelées

240 ml de lait d'amande
1 c. à soupe de graines de chia

Instructions:

Combinez tous les ingrédients dans un mixeur.
Mixez jusqu'à obtenir une consistance lisse.
Servez immédiatement.

Valeurs Nutritionnelles (1 portion):

Énergie: 158 Kcal
Glucides: 31 g
Protéines: 3 g
Lipides: 4 g

Pâtes Végétaliennes aux Champignons et au Chou Kale

Temps de Préparation: 10 minutes
Temps de Cuisson: 20 minutes
Taille de la Portion: 2

Ingrédients:

480 ml de pâtes complètes
240 ml de champignons émincés
240 ml de chou kale, sans les tiges et déchiré en morceaux
1/2 oignon, coupé en dés
1 gousse d'ail, émincée
1 c. à soupe d'huile d'olive
Sel et poivre au goût

Instructions:

Cuisez les pâtes selon les instructions du paquet.
Dans une poêle, chauffez l'huile d'olive à feu moyen.
Ajoutez l'oignon et l'ail, et faites revenir jusqu'à ce que l'oignon soit translucide.
Ajoutez les champignons et faites cuire jusqu'à ce qu'ils soient dorés.
Ajoutez le chou kale et faites cuire jusqu'à ce qu'il soit fané.
Incorporez les pâtes cuites, assaisonnez de sel et de poivre, puis mélangez bien.
Servez chaud.

Valeurs Nutritionnelles (1 portion):

Énergie: 376 Kcal
Glucides: 65 g
Protéines: 15 g
Lipides: 8 g

Tartine d'Avocat Végétalienne

Temps de préparation : 5 minutes
Temps de cuisson : 5 minutes
Portions : 2

Ingrédients:

2 tranches de pain complet
1 avocat mûr
Jus d'1/2 citron
Sel et poivre au goût
Flocons de piment rouge (facultatif)

Instructions:

Faites griller les tranches de pain jusqu'à ce qu'elles soient dorées.
Écrasez l'avocat dans un bol, ajoutez le jus de citron, le sel et le poivre.
Étalez l'avocat écrasé sur le pain grillé.
Saupoudrez de flocons de piment rouge si désiré.
Servez immédiatement.

Valeurs nutritionnelles (1 portion):

Énergie : 233 Kcal
Glucides : 26 g
Protéines : 7 g
Lipides : 13 g

Salade de Bulgur Végétalienne

Temps de préparation : 15 minutes
Temps de cuisson : 15 minutes
Portions : 2

Ingrédients:

120 g de bulgur
475 ml d'eau
1/2 concombre, coupé en dés
1 tomate moyenne, coupée en dés
1/2 oignon rouge, finement haché
1/4 de tasse de persil frais, finement haché
1/4 de tasse de menthe fraîche, finement hachée
2 cuillères à soupe d'huile d'olive
Jus d'1 citron
Sel et poivre au goût

Instructions:

Portez l'eau à ébullition dans une casserole, ajoutez le bulgur et une pincée de sel.
Réduisez le feu, couvrez et laissez cuire pendant 15 minutes, ou jusqu'à ce que l'eau soit absorbée et que le bulgur soit tendre.
Quand le bulgur est cuit, égrainez-le à l'aide d'une fourchette et laissez refroidir à température ambiante.
Mélangez le bulgur refroidi, le concombre, la tomate, l'oignon, le persil et la menthe dans un grand saladier.
Dans un petit bol, mélangez l'huile d'olive, le jus de citron, le sel et le poivre. Versez la vinaigrette sur la salade et mélangez.
Servez la salade immédiatement ou couvrez et réfrigérez pendant au moins 1 heure pour que les saveurs se mélangent.

Valeurs nutritionnelles (1 portion):

Énergie : 260 Kcal
Glucides : 50 g
Protéines : 6 g
Lipides : 7 g

Pancakes Végétaliens à la Banane

Temps de préparation : 5 minutes
Temps de cuisson : 10 minutes
Portions : 2

Ingrédients:

1 banane mûre
60 g de farine d'avoine
120 ml de lait d'amande
1 cuillère à café de levure chimique
1/2 cuillère à café d'extrait de vanille

Instructions:

Écrasez la banane dans un bol.
Ajoutez la farine d'avoine, le lait d'amande, la levure chimique et l'extrait de vanille.
Mélangez bien.
Chauffez une poêle antiadhésive à feu moyen.
Versez 1/4 de la pâte dans la poêle, faites cuire jusqu'à ce que des bulles apparaissent à la surface, puis retournez et faites cuire de l'autre côté.
Répétez avec le reste de la pâte.

Servez chaud, avec vos fruits ou sirop préférés.

Valeurs nutritionnelles (1 portion):

Énergie : 175 Kcal
Glucides : 35 g
Protéines : 4 g
Lipides : 3 g

Sauté de Tofu Épicé Végétalien

Temps de préparation : 10 minutes
Temps de cuisson : 15 minutes
Portions : 2

Ingrédients:

1/2 bloc de tofu ferme, égoutté et coupé en cubes
1/2 poivron, coupé en lanières
1/2 oignon, coupé en lanières
1 gousse d'ail, émincée
1/2 cuillère à café de flocons de piment
1 cuillère à soupe de sauce soja
1 cuillère à soupe d'huile d'olive

Instructions:

Chauffez l'huile d'olive dans une poêle à feu moyen.
Ajoutez les cubes de tofu, faites cuire jusqu'à ce qu'ils soient dorés de tous côtés.
Ajoutez l'oignon, le poivron, l'ail et les flocons de piment. Faites sauter jusqu'à ce que les légumes soient tendres.
Ajoutez la sauce soja et mélangez bien.
Servez chaud, avec du riz complet si désiré.

Valeurs nutritionnelles (1 portion):

Énergie : 203 Kcal
Glucides : 9 g
Protéines : 11 g
Lipides : 14 g

Porridge d'Avoine aux Baies Végétalien

Temps de préparation : 5 minutes
Temps de cuisson : 10 minutes
Portions : 2

Ingrédients:

90 g d'avoine
475 ml de lait d'amande
150 g de baies mélangées, fraîches ou surgelées
1 cuillère à soupe de sirop d'érable

Instructions:

Dans une casserole, portez le lait d'amande à ébullition.
Ajoutez l'avoine, réduisez le feu et laissez mijoter pendant 10 minutes en remuant de temps en temps.
Incorporez les baies et le sirop d'érable.
Servez chaud.

Valeurs nutritionnelles (1 portion):

Énergie : 269 Kcal
Glucides : 47 g
Protéines : 7 g
Lipides : 7 g

Curry de Pois Chiches Végétalien

Temps de préparation : 5 minutes
Temps de cuisson : 20 minutes
Portions : 2

Ingrédients :

1 boîte de pois chiches, égouttés et rincés
1/2 boîte de tomates en dés
1/2 oignon, émincé
1 gousse d'ail, hachée
1/2 cuillère à café de curry
1/2 cuillère à café de curcuma
1 cuillère à soupe d'huile d'olive
Sel au goût

Instructions :

Dans une poêle, chauffez l'huile d'olive à feu moyen.
Ajoutez l'oignon et l'ail, faites revenir jusqu'à ce qu'ils soient parfumés.
Ajoutez les pois chiches, les tomates en dés, le curry, le curcuma, et le sel.
Laissez mijoter pendant 15-20 minutes jusqu'à ce que les saveurs se mélangent bien.
Servez chaud avec du pain complet ou du riz.

Valeurs nutritionnelles (1 portion) :

Énergie : 312 Kcal
Glucides : 43 g
Protéines : 11 g
Lipides : 12 g

Poivrons Farcis Végétaliens

Temps de préparation : 10 minutes
Temps de cuisson : 25 minutes
Portions : 2

Ingrédients :

1 poivron, coupé en deux
60 g de quinoa cuit
1/2 boîte de haricots noirs, rincés et égouttés
60 g de maïs
1/2 cuillère à café de poudre de chili
1/2 cuillère à café de cumin
Sel au goût

Instructions :

Préchauffez le four à 190°C.
Dans un bol, mélangez le quinoa, les haricots noirs, le maïs, la poudre de chili, le cumin, et le sel.
Remplissez les moitiés de poivron avec le mélange.
Cuisez au four pendant 20-25 minutes jusqu'à ce que les poivrons soient tendres.
Servez chaud.

Valeurs nutritionnelles (1 portion) :

Énergie : 214 Kcal
Glucides : 42 g
Protéines : 10 g
Lipides : 3 g

Soupe Végétalienne aux Pois Cassés

Temps de préparation : 15 minutes
Temps de cuisson : 45 minutes
Portions : 2

Ingrédients :

180 g de pois cassés, rincés
1 carotte moyenne, émincée
1 branche de céleri, émincée
1/2 oignon, émincé
2 gousses d'ail, hachées
950 ml de bouillon de légumes
1 feuille de laurier
Sel et poivre au goût
1 cuillère à soupe d'huile d'olive

Instructions :

Chauffez l'huile d'olive dans une grande casserole à feu moyen. Ajoutez l'oignon, la carotte, le céleri et l'ail et faites revenir jusqu'à ce que l'oignon soit translucide, environ 5 minutes.
Ajoutez les pois cassés, le bouillon de légumes, la feuille de laurier, le sel et le poivre à la casserole. Portez à ébullition, puis réduisez à feu doux, couvrez et laissez cuire pendant 45 minutes, ou jusqu'à ce que les pois cassés soient cuits.
Retirez la feuille de laurier. Mixez la soupe avec un mixeur plongeant jusqu'à obtenir une consistance lisse, ou transférez dans un mixeur de comptoir par étapes et mixez jusqu'à lissage.
Si nécessaire, ajustez l'assaisonnement avant de servir la soupe chaude.

Valeurs nutritionnelles (1 portion) :

Énergie : 365 Kcal
Glucides : 65 g
Protéines : 25 g
Lipides : 5 g

Smoothie Végétalien aux Fraises et Beurre d'Amande

Temps de préparation : 10 minutes
Portions : 2

Ingrédients :

2 bananes mûres
180 g de fraises surgelées
2 cuillères à soupe de beurre d'amande
240 ml de lait d'amande non sucré
1 cuillère à café de graines de chia (facultatif)

Instructions :

Placez les bananes, les fraises, le beurre d'amande et le lait d'amande dans un mixeur.
Mixez jusqu'à obtenir une consistance lisse et crémeuse. Si le smoothie est trop épais, ajoutez un peu plus de lait d'amande et mixez à nouveau.
Versez le smoothie dans deux verres
Servez immédiatement, saupoudré de graines de chia (si utilisées).
Considérez l'ajout d'une cuillère de votre poudre de protéines végétales préférée pour un apport supplémentaire en protéines.

Valeurs nutritionnelles (1 portion) :

Énergie : 240 Kcal
Glucides : 34 g
Protéines : 6 g
Lipides : 10 g

Choux de Bruxelles Rôtis Végétaliens

Temps de préparation : 5 minutes
Temps de cuisson : 20 minutes
Portions : 2

Ingrédients :

300 g de choux de Bruxelles, coupés en deux
1 cuillère à soupe d'huile d'olive
Sel et poivre au goût

Instructions :

Préchauffez le four à 200°C.
Mélangez les choux de Bruxelles avec l'huile d'olive, le sel et le poivre.
Étalez-les sur une plaque de cuisson.
Rôtissez pendant 20 minutes jusqu'à ce qu'ils soient dorés et croustillants.
Servez chaud.

Valeurs nutritionnelles (1 portion) :

Énergie : 118 Kcal
Glucides : 11 g
Protéines : 4 g
Lipides : 7 g

Collation

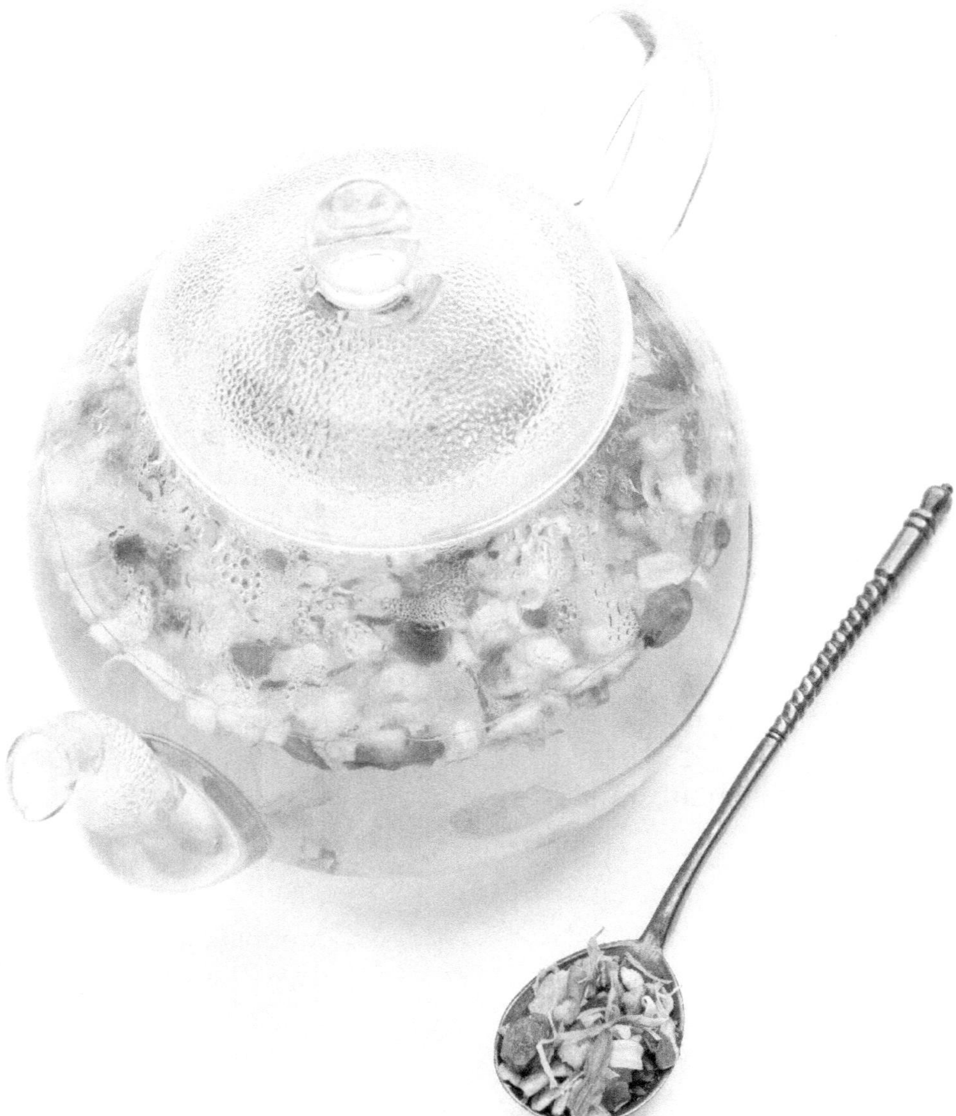

Thé Citronné au Gingembre

Temps de Préparation : 5 minutes
Temps de Cuisson : 10 minutes
Portion : 2

Ingrédients :

500 ml d'eau
2 tranches de gingembre frais
Jus d'1 citron
2 c. à café de miel

Instructions :

Portez l'eau à ébullition avec les tranches de gingembre.
Retirez du feu, ajoutez le jus de citron et le miel. Remuez jusqu'à ce que le miel soit dissous.
Servez immédiatement.

Valeurs Nutritionnelles (1 portion) :

Énergie : 45 Kcal
Glucides : 12 g
Protéines : 0 g
Lipides : 0 g

Bruschetta à l'Avocat et Grenade

Temps de Préparation : 15 minutes
Portion : 2

Ingrédients :

4 tranches de pain complet
1 avocat mûr
120 ml de graines de grenade
2 c. à soupe d'huile d'olive
Sel et poivre selon le goût

Instructions :

Faites griller les tranches de pain.
Pendant ce temps, coupez l'avocat en deux, retirez le noyau et écrasez la chair dans un bol.
Étalez l'avocat écrasé uniformément sur les tranches de pain grillées.
Saupoudrez de graines de grenade.
Arrosez d'huile d'olive et assaisonnez de sel et de poivre.
Servez immédiatement.

Valeurs Nutritionnelles (1 portion) :

Énergie : 300 Kcal
Glucides : 32 g
Protéines : 7 g
Lipides : 17 g

Sauté Rapide de Légumes

Temps de Préparation : 5 minutes
Temps de Cuisson : 10 minutes
Portion : 2

Ingrédients :

1 poivron, coupé en tranches
1 courgette moyenne, coupée en tranches
1 c. à soupe d'huile d'olive
1 c. à soupe de sauce soja

Instructions :

Chauffez l'huile d'olive dans une poêle à feu moyen.
Ajoutez le poivron et la courgette et faites sauter pendant 5 minutes.
Ajoutez la sauce soja, remuez bien et poursuivez la cuisson pendant 5 autres minutes.
Servez immédiatement.

Valeurs Nutritionnelles (1 portion) :

Énergie : 128 Kcal
Glucides : 9 g
Protéines : 3 g
Lipides : 10 g

Barres Énergétiques aux Fruits & Noix

Temps de Préparation : 10 minutes
Temps de Cuisson : 0 minute
Portion : 2

Ingrédients :

120 ml de dattes dénoyautées
120 ml de noix
120 ml de cranberries séchées

Instructions :

Mixez les dattes, les noix et les cranberries dans un mixeur jusqu'à obtenir un mélange collant.
Pressez le mélange dans un petit moule ou plat.
Réfrigérez pendant 30 minutes, puis découpez en barres.

Valeurs Nutritionnelles (1 portion) :

Énergie : 385 Kcal
Glucides : 50 g
Protéines : 8 g
Lipides : 20 g

Chips de Kale au Four

Temps de Préparation : 5 minutes
Temps de Cuisson : 20 minutes
Portion : 2

Ingrédients :

1 L de kale, déchiré en morceaux
1 c. à soupe d'huile d'olive
Une pincée de sel

Instructions :

Préchauffez votre four à 150°C.
Mélangez le kale avec l'huile d'olive et le sel, étalez sur une plaque à pâtisserie.
Faites cuire pendant 20 minutes ou jusqu'à ce qu'ils soient croustillants.
Servez immédiatement.

Valeurs Nutritionnelles (1 portion) :

Énergie : 99 Kcal
Glucides : 8 g
Protéines : 4 g
Lipides : 7 g

Houmous de Patate Douce

Temps de Préparation : 10 minutes
Temps de Cuisson : 0 minute
Portion : 2

Ingrédients :

250 ml de patate douce, cuite et écrasée
120 ml de pois chiches en conserve, égouttés et rincés
1 c. à soupe d'huile d'olive
1 c. à soupe de jus de citron

Instructions :

Mixez la patate douce, les pois chiches, l'huile d'olive et le jus de citron dans un mixeur jusqu'à l'obtention d'une consistance lisse.
Servez immédiatement ou réfrigérez.

Valeurs Nutritionnelles (1 portion) :

Énergie : 233 Kcal
Glucides : 38 g
Protéines : 6 g
Lipides : 7 g

Salsa de Concombre & Avocat

Temps de Préparation : 10 minutes
Temps de Cuisson : 0 minute
Portion : 2

Ingrédients :

1 concombre, coupé en dés
1 avocat mûr, coupé en dés
1 c. à soupe d'huile d'olive
1 c. à soupe de jus de citron
Une pincée de sel

Instructions :

Mélangez le concombre et l'avocat dans un bol.
Arrosez d'huile d'olive et de jus de citron, saupoudrez de sel et mélangez.
Servez immédiatement.

Valeurs Nutritionnelles (1 portion) :

Énergie : 210 Kcal
Glucides : 12 g
Protéines : 3 g
Lipides : 19 g

Pudding de Papaye & Chia

Temps de Préparation : 15 minutes
Temps de Refroidissement : 2 heures ou toute la nuit
Portion : 2 portions

Ingrédients :

120 ml de graines de chia
250 ml de lait d'amande (ou autre lait végétal)
1 petite papaye mûre
1-2 c. à soupe de sirop d'érable ou édulcorant de votre choix (facultatif)
Feuilles de menthe fraîches pour garnir (facultatif)

Instructions :

Dans un bol, mélangez les graines de chia et le lait d'amande. Bien remuer pour combiner et assurez-vous qu'il n'y a pas de grumeaux.
Laissez reposer le mélange environ 15 minutes jusqu'à ce que les graines de chia absorbent le lait et que le mélange devienne épais comme un pudding. Vous pouvez également le couvrir et le mettre au réfrigérateur pendant quelques heures ou toute la nuit pour de meilleurs résultats.
Pendant ce temps, coupez la papaye en deux dans le sens de la longueur. Évidez les graines avec une cuillère et jetez-les. Découpez la chair de la papaye selon votre préférence.
Une fois le pudding de chia prêt, remuez et ajoutez l'édulcorant si utilisé. Ajustez la consistance en ajoutant un peu plus de lait si c'est trop épais.
Répartissez le pudding dans deux bols ou verres. Garnissez chaque portion de papaye et, si vous le souhaitez, de feuilles de menthe.

Valeurs Nutritionnelles (1 portion) :

Énergie : 220 Kcal
Glucides : 25 g
Protéines : 7 g
Lipides : 11 g

Muffins Quinoa & Myrtilles

Temps de Préparation : 10 minutes
Temps de Cuisson : 20 minutes
Portion : 2

Ingrédients :

120 ml de quinoa cuit
120 ml de farine d'amande
60 ml de myrtilles
2 c. à soupe de miel
1/2 c. à café de levure chimique

Instructions :

Préchauffez votre four à 175°C.
Dans un bol, mélangez tous les ingrédients.
Répartissez dans des moules à muffins et faites cuire pendant 20 minutes ou jusqu'à ce qu'ils soient dorés.

Valeurs Nutritionnelles (1 portion) :

Énergie : 225 Kcal
Glucides : 33 g
Protéines : 8 g
Lipides : 8 g

Latte Amande & Curcuma

Temps de Préparation : 5 minutes
Temps de Cuisson : 5 minutes
Portion : 2

Ingrédients :

500 ml de lait d'amande
1 c. à café de curcuma
1 c. à café de miel

Instructions :

Chauffez le lait d'amande dans une casserole à feu moyen.
Incorporez le curcuma et le miel, chauffez jusqu'à ce que le mélange soit chaud mais sans ébullition.
Servez immédiatement.

Valeurs Nutritionnelles (1 portion) :

Énergie : 100 Kcal
Glucides : 11 g
Protéines : 1 g
Lipides : 5 g

Tartine à la Banane & Beurre d'Amande

Temps de Préparation : 5 minutes
Temps de Cuisson : 0 minute
Portion : 2

Ingrédients :

2 tranches de pain complet
2 c. à soupe de beurre d'amande
1 banane, tranchée

Instructions :

Étalez le beurre d'amande uniformément sur chaque tranche de pain.
Garnissez de tranches de banane.
Servez immédiatement.

Valeurs Nutritionnelles (1 portion) :

Énergie : 250 Kcal
Glucides : 31 g
Protéines : 8 g
Lipides : 13 g

Boules Énergétiques Quinoa & Amande

Temps de Préparation : 15 minutes
Temps de Cuisson : 0 minute
Portion : 2

Ingrédients :

120 ml de quinoa cuit
120 ml de dattes, dénoyautées
60 ml d'amandes
1 c. à soupe de graines de chia

Instructions :

Mixez tous les ingrédients dans un mixeur jusqu'à ce qu'ils soient bien combinés.
Formez des boules avec le mélange.
Réfrigérez pendant au moins une heure avant de servir.

Valeurs Nutritionnelles (1 portion) :

Énergie : 210 Kcal
Glucides : 32 g
Protéines : 5 g
Lipides : 8 g

Bruschetta Avocat & Fraise

Temps de Préparation : 15 minutes
Portion : 2

Ingrédients :

2 tranches de pain complet
1 avocat mûr
250 ml de fraises fraîches
1 c. à soupe de jus de citron frais
2 c. à soupe d'huile d'olive
Sel au goût
Poivre noir fraîchement moulu au goût
Feuilles de basilic pour garnir (facultatif)

Instructions :

Faites griller les tranches de pain à votre niveau de croustillance préféré.
Retirez le noyau de l'avocat et extrayez la chair. Dans un bol, mélangez-le avec le jus de citron, le sel et le poivre.
Lavez les fraises, retirez les pédoncules et tranchez-les finement.
Répartissez uniformément l'avocat écrasé sur le pain. Garnissez avec les tranches de fraise.
Arrosez d'huile d'olive et saupoudrez de basilic, si vous en utilisez.
Servez immédiatement. Bon appétit!

Valeurs Nutritionnelles (1 portion) :

Énergie : 320 Kcal
Glucides : 27 g
Protéines : 6 g
Lipides : 22 g

Graines de Citrouille Épicées

Temps de Préparation : 5 minutes
Temps de Cuisson : 10 minutes
Portion : 2

Ingrédients :

250 ml de graines de citrouille
1/2 c. à café d'huile d'olive
Une pincée de sel
Une pincée de poivre de cayenne

Instructions :

Préchauffez votre four à 175°C.
Mélangez les graines de citrouille avec l'huile d'olive, le sel et le poivre de cayenne.

Étalez sur une plaque à pâtisserie et faites cuire pendant 10 minutes ou jusqu'à ce qu'elles soient dorées.

Valeurs Nutritionnelles (1 portion) :

Énergie : 163 Kcal
Glucides : 3 g
Protéines : 7 g
Lipides : 15 g

Smoothie Mangue & Coco

Temps de Préparation : 5 minutes
Temps de Cuisson : 0 minute
Portion : 2

Ingrédients :

1 mangue mûre, pelée et coupée en dés
250 ml de lait de coco
1 c. à soupe de miel

Instructions :

Mixez tous les ingrédients dans un mixeur jusqu'à obtenir une consistance lisse.
Servez immédiatement.

Valeurs Nutritionnelles (1 portion) :

Énergie : 250 Kcal
Glucides : 30 g
Protéines : 2 g
Lipides : 16 g

Glaçons au Thé Vert & Miel

Temps de Préparation : 5 minutes
Temps de Congélation : 4 heures
Portion : 2

Ingrédients :

250 ml de thé vert infusé
2 c. à soupe de miel

Instructions :

Mélangez le thé vert et le miel jusqu'à ce que le miel soit dissous.
Versez le mélange dans des moules à glaçons.
Congelez pendant au moins 4 heures avant de servir.

Valeurs Nutritionnelles (1 portion) :

Énergie : 60 Kcal
Glucides : 17 g
Protéines : 0 g
Lipides : 0 g

Chips de Pomme au Four

Temps de Préparation : 10 minutes
Temps de Cuisson : 1 heure
Portion : 2

Ingrédients :

2 pommes, tranchées finement
1 c. à café de cannelle

Instructions :

Préchauffez votre four à 93°C.
Étalez les tranches de pomme sur une plaque à pâtisserie et saupoudrez de cannelle.
Faites cuire pendant 1 heure ou jusqu'à ce qu'elles soient croustillantes, en retournant les tranches à mi-cuisson.

Valeurs Nutritionnelles (1 portion) :

Énergie : 95 Kcal
Glucides : 25 g
Protéines : 0,5 g

Lipides : 0,3 g

Barres Myrtille & Avoine

Temps de Préparation : 10 minutes
Temps de Cuisson : 20 minutes
Portion : 2

Ingrédients :

120 ml d'avoine
120 ml de myrtilles fraîches
2 c. à soupe de miel
1 c. à soupe de beurre d'amande

Instructions :

Préchauffez votre four à 175°C.
Mélangez tous les ingrédients dans un bol.
Pressez le mélange dans un petit plat de cuisson.
Faites cuire pendant 20 minutes ou jusqu'à ce qu'il soit doré.
Laissez refroidir avant de découper en barres.

Valeurs Nutritionnelles (1 portion) :

Énergie : 160 Kcal
Glucides : 30 g
Protéines : 4 g
Lipides : 4 g

Pois chiches Rôtis Épicés

Temps de Préparation : 10 minutes
Temps de Cuisson : 30 minutes
Portion : 2

Ingrédients :

1 boîte de pois chiches, égouttés et rincés
1 c. à soupe d'huile d'olive
1/2 c. à café de poudre de chili
Une pincée de sel

Instructions :

Préchauffez votre four à 200°C.
Mélangez les pois chiches avec l'huile d'olive, la poudre de chili et le sel.
Étalez sur une plaque à pâtisserie et faites cuire pendant 30 minutes ou jusqu'à ce qu'ils soient croustillants.

Valeurs Nutritionnelles (1 portion) :

Énergie : 190 Kcal
Glucides : 22 g
Protéines : 7 g
Lipides : 9 g

Pudding Banane & Graines de Chia

Temps de Préparation : 10 minutes
Temps de Refroidissement : 4 heures
Portion : 2

Ingrédients :

1 banane, écrasée
250 ml de lait d'amande
2 c. à soupe de graines de chia
1 c. à soupe de miel

Instructions :

Mélangez tous les ingrédients dans un bol.
Réfrigérez pendant au moins 4 heures ou jusqu'à ce que les graines de chia aient absorbé le liquide et que le mélange ait une consistance de pudding.

Valeurs Nutritionnelles (1 portion) :

Énergie : 150 Kcal
Glucides : 28 g
Protéines : 4 g
Lipides : 4 g

Pain

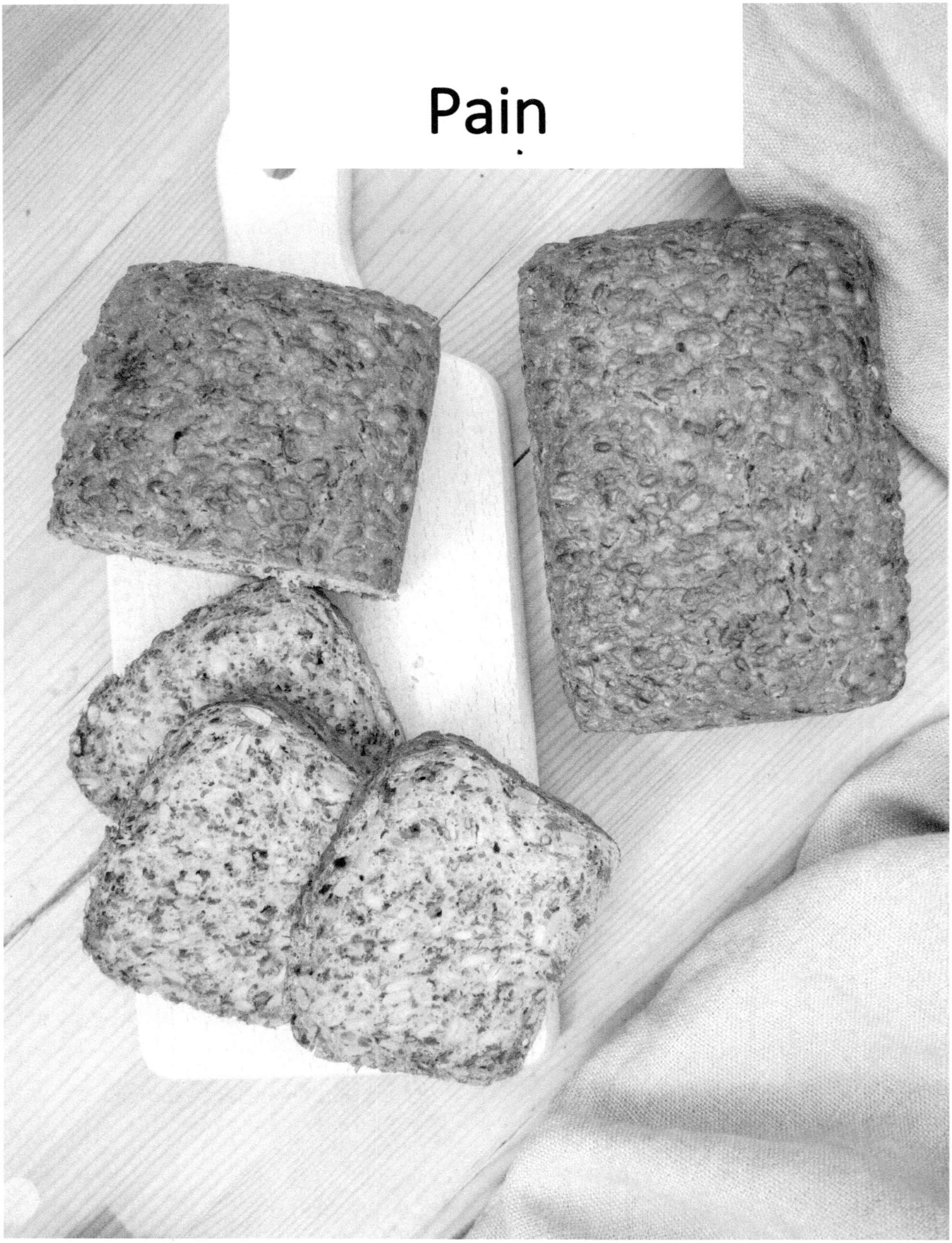

Pain au Riz Brun et Graines de Sésame

Temps de Préparation : 15 minutes
Temps de Cuisson : 50 minutes
Portion : 2

Ingrédients :

375 ml de farine de riz brun
125 ml de graines de sésame
1 c. à café de levure chimique
1/2 c. à café de sel
1 c. à soupe d'huile d'olive
250 ml d'eau

Instructions :

Préchauffez votre four à 180°C et graissez un moule à pain.
Dans un bol, mélangez la farine de riz brun, les graines de sésame, la levure chimique, et le sel.
Ajoutez l'huile d'olive et l'eau. Mélangez bien.
Versez la pâte dans le moule préparé et faites cuire pendant 50 minutes, ou jusqu'à ce qu'un cure-dent inséré en ressorte propre.
Laissez refroidir le pain avant de le trancher.

Valeurs Nutritionnelles (1 portion) :

Énergie : 478 Kcal
Glucides : 68 g
Protéines : 12 g
Lipides : 21 g

Pain aux Amandes et Graines de Lin

Temps de Préparation : 20 minutes + 30 minutes de cuisson
Portion : 2

Ingrédients :

80 ml de farine d'amandes
1 c. à soupe de graines de lin moulues
1/3 c. à café de levure chimique
Une pincée de sel de mer
1 gros œuf
2 c. à soupe de lait d'amande non sucré
1 c. à café d'huile d'olive

Instructions :

Préchauffez votre four à 175°C. Tapissez un petit moule à pain ou des moules à muffins avec du papier sulfurisé.
Dans un saladier, mélangez la farine d'amandes, les graines de lin moulues, la levure chimique, et le sel de mer.
Dans un autre récipient, mélangez l'œuf, le lait d'amande et l'huile d'olive.
Incorporez les ingrédients secs aux ingrédients humides jusqu'à obtenir un mélange lisse.
Remplissez le moule à pain ou les moules à muffins à mi-hauteur avec la pâte.
Faites cuire pendant 15-20 minutes, ou jusqu'à ce qu'un cure-dent inséré au centre en ressorte propre.
Laissez refroidir complètement avant de trancher et de servir.

Valeurs Nutritionnelles (1 portion) :

Énergie : 245 Kcal
Glucides : 6 g
Protéines : 10 g
Lipides : 21 g

Pain à l'Épeautre et Graines de Tournesol

Temps de Préparation : 10 minutes
Temps de Cuisson : 60 minutes

Portion : 2

Ingrédients :

375 ml de farine d'épeautre
125 ml de graines de tournesol
1 c. à café de levure chimique
1/2 c. à café de sel
1 c. à soupe d'huile d'olive
250 ml d'eau

Instructions :

Préchauffez votre four à 180°C et graissez un moule à pain.
Dans un bol, mélangez la farine d'épeautre, les graines de tournesol, la levure chimique, et le sel.
Ajoutez l'huile d'olive et l'eau. Mélangez bien.
Versez la pâte dans le moule préparé et faites cuire pendant 60 minutes, ou jusqu'à ce qu'un cure-dent inséré en ressorte propre.
Laissez refroidir le pain avant de le trancher.

Valeurs Nutritionnelles (1 portion) :

Énergie : 473 Kcal
Glucides : 59 g
Protéines : 16 g
Lipides : 22 g

Pain au Millet et Graines de Pavot

Temps de Préparation : 10 minutes
Temps de Cuisson : 50 minutes
Portion : 2

Ingrédients :

375 ml de farine de millet
125 ml de graines de pavot
1 c. à café de levure chimique
1/2 c. à café de sel
1 c. à soupe d'huile d'olive
250 ml d'eau

Instructions :

Préchauffez votre four à 180°C et graissez un moule à pain.
Dans un bol, mélangez la farine de millet, les graines de pavot, la levure chimique, et le sel.
Ajoutez l'huile d'olive et l'eau. Mélangez bien.
Versez la pâte dans le moule préparé et faites cuire pendant 50 minutes, ou jusqu'à ce qu'un cure-dent inséré en ressorte propre.
Laissez refroidir le pain avant de le trancher.

Valeurs Nutritionnelles (1 portion) :

Énergie : 469 Kcal
Glucides : 67 g
Protéines : 13 g
Lipides : 19 g

Pain au Quinoa et Graines de Courge

Temps de Préparation : 2 heures 15 minutes (y compris le temps de cuisson)
Portion : 1 pain (environ 10 tranches)

Ingrédients :

1 tasse de quinoa
1/4 de tasse de graines de courge crues
1 1/2 tasses d'eau
1 cuillère à soupe de vinaigre de cidre de pomme
1 cuillère à soupe d'huile d'olive
1/2 cuillère à café de sel de mer
1/2 cuillère à café de bicarbonate de soude
1 cuillère à soupe de sirop d'érable (facultatif)

Instructions :

Rincez le quinoa sous l'eau froide jusqu'à ce que l'eau soit claire. Mettez le quinoa dans un bol, couvrez-le d'eau et laissez-le tremper pendant 1-2 heures.
Préchauffez votre four à 180°C. Tapissez un moule à pain avec du papier sulfurisé.
Placez le quinoa dans un mixeur et mixez jusqu'à obtenir une consistance lisse. Dans un grand bol, combinez les graines de courge, l'eau, le vinaigre de cidre, l'huile d'olive, le sel, le bicarbonate de soude et le sirop d'érable (si utilisé). Mixez jusqu'à obtenir une pâte lisse.
Versez la pâte dans le moule préparé. Cuisez au four pendant 60-75 minutes, ou jusqu'à ce que le dessus soit doré et qu'un cure-dent inséré au centre ressorte propre.
Laissez refroidir le pain pendant 15 minutes dans le moule avant de le transférer sur une grille pour qu'il refroidisse complètement.
Note : C'est un pain dense, excellent pour les sandwichs ou les toasts. Conservez dans un contenant hermétique pendant une semaine.

Valeurs Nutritionnelles (1 tranche) :

Énergie : 105 Kcal
Glucides : 15 g
Protéines : 4 g
Lipides : 3 g

Pain au Sarrasin et Graines de Tournesol

Temps de Préparation : 2 heures 30 minutes (y compris le temps de repos et de cuisson)
Portion : 2 pains

Ingrédients :

3 tasses de farine de sarrasin
1 tasse de graines de tournesol
1 1/2 tasses d'eau tiède
2 cuillères à soupe d'huile d'olive
2 cuillères à soupe de miel
1 sachet (7 grammes) de levure sèche
1 cuillère à café de sel

Instructions :

Dans un grand bol, combinez la farine de sarrasin et les graines de tournesol.
Dans un autre bol, dissolvez le miel et la levure dans l'eau tiède et laissez reposer pendant 5 minutes jusqu'à ce que le mélange soit mousseux.
Versez le mélange de levure et d'huile d'olive dans le mélange de farine. Mélangez la pâte jusqu'à ce qu'elle soit homogène.
Pétrissez la pâte pendant environ 10 minutes sur un plan de travail fariné, jusqu'à ce qu'elle soit lisse et élastique.
Formez la pâte en boule et remettez-la dans le bol. Couvrez le bol avec un torchon propre et laissez reposer pendant environ 1 heure, ou jusqu'à ce qu'elle ait doublé de taille.
Une fois la pâte levée, dégazez-la et divisez-la en deux portions égales.
Placez chaque portion sur une plaque de cuisson et formez-la en pain. Laissez reposer les pains pendant 30 minutes.
Préchauffez le four à 190°C.
Cuisez au four pendant 30-35 minutes, ou jusqu'à ce que les pains soient dorés et sonnent creux lorsqu'on les tapote en dessous.

Valeurs Nutritionnelles (1 tranche) :

Énergie : 110 Kcal
Glucides : 18 g
Protéines : 4 g
Lipides : 3 g

Pain à l'Amarante et Graines de Sésame

Temps de Préparation : 10 minutes
Temps de Cuisson : 50 minutes
Portion : 2

Ingrédients :

1 1/2 tasses de farine d'amarante
1/2 tasse de graines de sésame
1 cuillère à café de levure chimique
1/2 cuillère à café de sel
1 cuillère à soupe d'huile d'olive
1 tasse d'eau

Instructions :

Préchauffez votre four à 180°C et graissez un moule à pain.
Dans un bol, mélangez la farine d'amarante, les graines de sésame, la levure chimique et le sel.
Ajoutez l'huile d'olive et l'eau. Mélangez bien.
Versez la pâte dans le moule préparé et faites cuire pendant 50 minutes, ou jusqu'à ce qu'un cure-dent inséré au centre ressorte propre.

Valeurs Nutritionnelles (1 portion) :

Énergie : 470 Kcal
Glucides : 58 g
Protéines : 13 g
Lipides : 23 g

Pain au Millet et Graines de Lin

Temps de Préparation : 2 heures
Portion : 2 (environ 8 tranches)

Ingrédients :

1 tasse de millet
2 cuillères à soupe de graines de lin
1 cuillère à soupe d'huile d'olive
1/2 cuillère à soupe de levure
1/2 cuillère à soupe de sucre
1/2 cuillère à café de sel
1 tasse d'eau tiède

Instructions :

Dans un grand bol, mélangez le millet et les graines de lin.
Dans un autre bol, dissolvez la levure et le sucre dans l'eau tiède. Laissez reposer pendant 5 minutes jusqu'à ce qu'elle devienne mousseuse.
Versez le mélange de levure dans le millet et les graines de lin. Ajoutez l'huile d'olive et le sel et mélangez jusqu'à ce que tout soit bien incorporé.
Couvrez le bol avec un torchon et laissez-le de côté pendant 1 heure, ou jusqu'à ce qu'il ait doublé de taille.
Préchauffez le four à 190°C. Graissez un moule à pain.
Placez le moule au four pendant 45 minutes, ou jusqu'à ce que le pain soit doré.
Retirez du four et laissez refroidir avant de trancher.

Valeurs Nutritionnelles (1 portion) :

Énergie : 365 Kcal
Glucides : 62 g
Protéines : 11 g
Lipides : 9 g

Pain aux Graines de Citrouille

Temps de Préparation : 10 minutes
Temps de Cuisson : 50 minutes
Portion : 2

Ingrédients :

1 1/2 tasses de farine de teff
1/2 tasse de graines de citrouille
1 c. à café de levure chimique
1/2 c. à café de sel
1 c. à soupe d'huile d'olive
1 tasse d'eau

Instructions :

Préchauffez votre four à 180°C (350°F) et graissez un moule à pain.
Dans un bol, mélangez la farine de teff, les graines de citrouille, la levure chimique et le sel.
Versez l'huile d'olive et l'eau. Mélangez bien.
Versez la pâte dans le moule préparé et faites cuire pendant 50 minutes, ou jusqu'à ce qu'un cure-dent inséré au centre ressorte propre.
Laissez le pain refroidir avant de le trancher.

Valeurs Nutritionnelles (1 portion) :

Énergie : 490 Kcal
Glucides : 59 g
Protéines : 14 g
Lipides : 24 g

Pain d'Avoine et Amande

Temps de Préparation : 10 minutes
Temps de Cuisson : 45 minutes
Portion : 2

Ingrédients :

1 1/2 tasses de farine d'avoine
1/2 tasse d'amandes, hachées
1 c. à café de levure chimique
1/2 c. à café de sel
1 c. à soupe d'huile d'olive
1 tasse d'eau

Instructions :

Préchauffez votre four à 180°C (350°F) et graissez un moule à pain.
Dans un bol, mélangez la farine d'avoine, les amandes hachées, la levure chimique et le sel.
Versez l'huile d'olive et l'eau. Mélangez bien.
Versez la pâte dans le moule préparé et faites cuire pendant 45 minutes, ou jusqu'à ce qu'un cure-dent inséré au centre ressorte propre.
Laissez le pain refroidir avant de le trancher.

Valeurs Nutritionnelles (1 portion) :

Énergie : 480 Kcal
Glucides : 56 g
Protéines : 13 g
Lipides : 25 g

Pain d'Épeautre et Graines de Citrouille

Temps de Préparation : 15 minutes
Temps de Cuisson : 45 minutes
Portion : 2

Ingrédients :

2 tasses de farine d'épeautre
1 tasse d'eau
1 c. à soupe de levure sèche
1 c. à café de sel
2 c. à soupe d'huile d'olive
1/2 tasse de graines de citrouille

Instructions :

Préchauffez votre four à 190°C (375°F) et tapissez un moule à pain avec du papier sulfurisé.
Dans un grand bol, mélangez la farine d'épeautre, la levure et le sel.

Ajoutez l'eau et l'huile d'olive au mélange sec et mélangez jusqu'à obtenir une pâte.
Incorporez les graines de citrouille à la pâte.
Laissez la pâte lever pendant 15 minutes dans le moule.
Cuisez pendant 45 minutes, ou jusqu'à ce que le pain soit doré et que le dessous sonne creux lorsqu'on le tapote.
Laissez refroidir avant de trancher.

Valeurs Nutritionnelles (1 portion, environ 2 tranches) :

Énergie : 310 Kcal
Glucides : 46 g
Protéines : 12 g
Lipides : 10 g

Pain de Sorgho et Noix

Temps de Préparation : 10 minutes
Temps de Cuisson : 50 minutes
Portion : 2

Ingrédients :

1 1/2 tasses de farine de sorgho
1/2 tasse de noix, hachées
1 c. à café de levure chimique
1/2 c. à café de sel
1 c. à soupe d'huile d'olive
1 tasse d'eau

Instructions :

Préchauffez votre four à 180°C (350°F) et graissez un moule à pain.
Dans un bol, mélangez la farine de sorgho, les noix hachées, la levure chimique et le sel.
Ajoutez l'huile d'olive et l'eau. Mélangez bien.
Versez la pâte dans le moule préparé et cuisez pendant 50 minutes, ou jusqu'à ce qu'un cure-dent inséré ressorte propre.
Laissez refroidir avant de trancher.

Valeurs Nutritionnelles (1 portion) :

Énergie : 510 Kcal
Glucides : 59 g
Protéines : 13 g
Lipides : 28 g

Pain d'Amarante et Graines de Tournesol

Temps de Préparation : 20 minutes
Temps de Cuisson : 40 minutes
Portion : 2

Ingrédients :

1 tasse de farine d'épeautre
1/2 tasse de farine d'amarante
1/2 tasse de graines de tournesol
1 c. à café de sel
1 c. à café de bicarbonate de soude
1 tasse de babeurre (lait ribot)
2 c. à soupe de miel

Instructions :

Préchauffez votre four à 175°C (350°F) et graissez un moule à pain.
Dans un grand bol, mélangez la farine d'épeautre, la farine d'amarante, les graines de tournesol, le sel et le bicarbonate de soude.
Dans un autre récipient, mélangez le babeurre et le miel jusqu'à dissolution du miel.

Versez les ingrédients liquides sur les ingrédients secs et mélangez jusqu'à homogénéité.
Versez dans le moule préparé et faites cuire pendant 40 minutes, ou jusqu'à ce qu'un cure-dent inséré au centre ressorte propre.
Laissez refroidir avant de servir.

Valeurs Nutritionnelles (1 portion) :

Énergie : 330 Kcal
Glucides : 48 g
Protéines : 11 g
Lipides : 12 g

Pain de Millet et Graines de Tournesol

Temps de Préparation : 10 minutes
Temps de Cuisson : 50 minutes
Portion : 2

Ingrédients :

1 1/2 tasses de farine de millet
1/2 tasse de graines de tournesol
1 c. à café de levure chimique
1/2 c. à café de sel
1 c. à soupe d'huile d'olive
1 tasse d'eau

Instructions :

Préchauffez votre four à 180°C (350°F) et graissez un moule à pain.
Dans un bol, mélangez la farine de millet, les graines de tournesol, la levure chimique et le sel.
Ajoutez l'huile d'olive et l'eau et mélangez bien.
Versez la pâte dans le moule préparé et faites cuire pendant 50 minutes, ou jusqu'à ce qu'un cure-dent inséré au centre ressorte propre.
Laissez le pain refroidir avant de trancher.

Valeurs Nutritionnelles (1 portion) :

Énergie : 505 Kcal
Glucides : 62 g
Protéines : 14 g
Lipides : 26 g

Pain d'Amande et Graines de Citrouille

Temps de Préparation : 10 minutes
Temps de Cuisson : 50 minutes
Portion : 2

Ingrédients :

1 1/2 tasses de farine d'amande
1/2 tasse de graines de citrouille
1 c. à café de levure chimique
1/2 c. à café de sel
1 c. à soupe d'huile d'olive
1 tasse d'eau

Instructions :

Préchauffez votre four à 180°C (350°F) et graissez un moule à pain.
Dans un bol, mélangez la farine d'amande, les graines de citrouille, la levure chimique et le sel.
Ajoutez l'huile d'olive et l'eau et mélangez bien.
Versez la pâte dans le moule préparé et faites cuire pendant 50 minutes, ou jusqu'à ce qu'un cure-dent inséré au centre ressorte propre.
Laissez le pain refroidir avant de trancher.

Valeurs Nutritionnelles (1 portion) :

Énergie : 520 Kcal
Glucides : 21 g

Protéines : 20 g
Lipides : 44 g

Pain d'Avoine et Graines de Sésame

Temps de Préparation : 10 minutes
Temps de Cuisson : 50 minutes
Portion : 2

Ingrédients :

1 1/2 tasses de farine d'avoine
1/2 tasse de graines de sésame
1 c. à café de levure chimique
1/2 c. à café de sel
1 c. à soupe d'huile d'olive
1 tasse d'eau

Instructions :

Préchauffez votre four à 180°C (350°F) et graissez un moule à pain.
Dans un bol, mélangez la farine d'avoine, les graines de sésame, la levure chimique et le sel.
Ajoutez l'huile d'olive et l'eau et mélangez bien.
Versez la pâte dans le moule préparé et faites cuire pendant 50 minutes, ou jusqu'à ce qu'un cure-dent inséré au centre ressorte propre.
Laissez le pain refroidir avant de trancher.

Valeurs Nutritionnelles (1 portion) :

Énergie : 500 Kcal
Glucides : 55 g
Protéines : 17 g
Lipides : 28 g

Pain aux Noix et Graines de Lin

Temps de Préparation : 10 minutes
Temps de Cuisson : 50 minutes
Portion : 2

Ingrédients :

1 1/2 tasses de farine de blé complet
1/2 tasse de noix concassées
1/4 tasse de graines de lin moulues
1 c. à café de levure chimique
1/2 c. à café de sel
1 c. à soupe d'huile d'olive
1 tasse d'eau

Instructions :

Préchauffez votre four à 180°C (350°F) et graissez un moule à pain.
Dans un bol, mélangez la farine de blé complet, les noix concassées, les graines de lin moulues, la levure chimique et le sel.
Ajoutez l'huile d'olive et l'eau et mélangez bien.
Versez la pâte dans le moule préparé et faites cuire pendant 50 minutes, ou jusqu'à ce qu'un cure-dent inséré au centre ressorte propre.
Laissez le pain refroidir avant de trancher.

Valeurs Nutritionnelles (1 portion) :

Énergie : 570 Kcal
Glucides : 61 g
Protéines : 19 g
Lipides : 33 g

Pain de Seigle et Graines de Chia

Temps de Préparation : 10 minutes
Temps de Cuisson : 50 minutes
Portion : 2

Ingrédients :

1 1/2 tasses de farine de seigle
1/4 tasse de graines de chia
1 c. à café de levure chimique
1/2 c. à café de sel
1 c. à soupe d'huile d'olive
1 tasse d'eau

Instructions :

Préchauffez votre four à 180°C (350°F) et graissez un moule à pain.
Dans un bol, mélangez la farine de seigle, les graines de chia, la levure chimique et le sel.
Ajoutez l'huile d'olive et l'eau et mélangez bien.
Versez la pâte dans le moule préparé et faites cuire pendant 50 minutes, ou jusqu'à ce qu'un cure-dent inséré au centre ressorte propre.
Laissez le pain refroidir avant de trancher.

Valeurs Nutritionnelles (1 portion) :

Énergie : 535 Kcal
Glucides : 75 g
Protéines : 15 g
Lipides : 24 g

Pain d'Épeautre et Graines de Pavot

Temps de Préparation : 10 minutes
Temps de Cuisson : 50 minutes
Portion : 2

Ingrédients :

1 1/2 tasses de farine d'épeautre
1/4 tasse de graines de pavot
1 c. à café de levure chimique
1/2 c. à café de sel
1 c. à soupe d'huile d'olive
1 tasse d'eau

Instructions :

Préchauffez votre four à 180°C (350°F) et graissez un moule à pain.
Dans un bol, mélangez la farine d'épeautre, les graines de pavot, la levure chimique et le sel.
Ajoutez l'huile d'olive et l'eau et mélangez bien.
Versez la pâte dans le moule préparé et faites cuire pendant 50 minutes, ou jusqu'à ce qu'un cure-dent inséré au centre ressorte propre.
Laissez le pain refroidir avant de trancher.

Valeurs Nutritionnelles (1 portion) :

Énergie : 510 Kcal
Glucides : 70 g
Protéines : 18 g
Lipides : 23 g

Pain de Quinoa et Graines de Lin

Temps de Préparation : 10 minutes
Temps de Cuisson : 50 minutes
Portion : 2

Ingrédients :

1 tasse de quinoa cuit
1/2 tasse de graines de lin moulues
1 tasse de farine de blé complet
1 c. à café de levure chimique
1/2 c. à café de sel
1 c. à soupe d'huile d'olive
1/2 tasse d'eau

Instructions :

Préchauffez votre four à 180°C (350°F) et graissez un moule à pain.
Dans un bol, mélangez le quinoa cuit, les graines de lin moulues, la farine de blé complet, la levure chimique et le sel

Ajoutez l'huile d'olive et l'eau et mélangez bien.

Versez la pâte dans le moule préparé et faites cuire pendant 50 minutes, ou jusqu'à ce qu'un cure-dent inséré au centre ressorte propre.

Laissez le pain refroidir avant de trancher.

Valeurs Nutritionnelles (1 portion) :

Énergie : 555 Kcal
Glucides : 72 g
Protéines : 20 g
Lipides : 25 g

Dessert

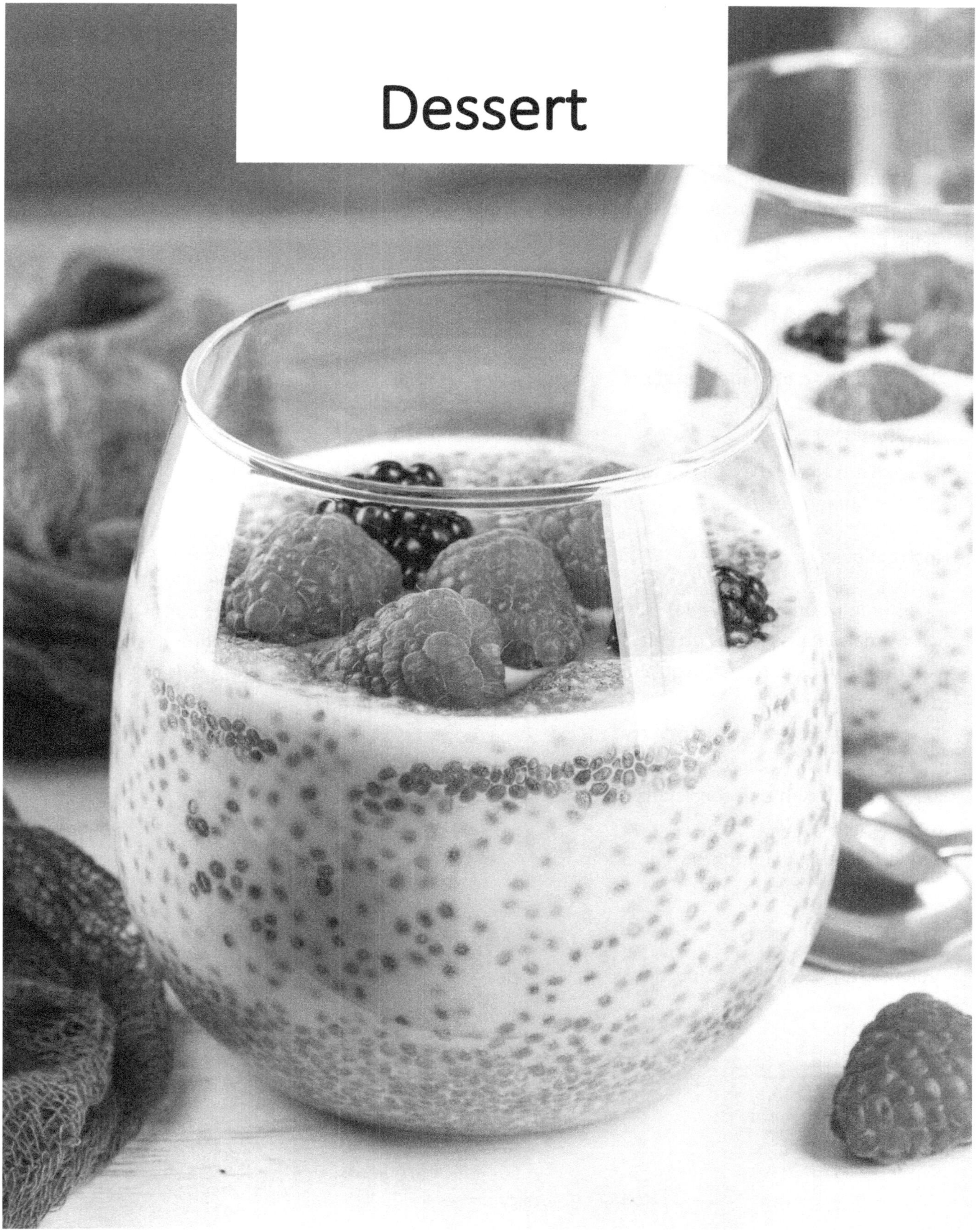

Pudding aux Framboises et Graines de Chia

Temps de Préparation: 5 minutes
Temps de Refroidissement: 2 heures
Taille de Portion: 2

Ingrédients:

240 ml de framboises fraîches
240 ml de lait d'amande non sucré
60 ml de graines de chia
30 ml de miel
1/2 cuillère à café d'extrait de vanille
60 ml d'amandes effilées

Instructions:

Dans un mixeur, combinez les framboises, le lait d'amande, les graines de chia, le miel, et l'extrait de vanille. Mixez jusqu'à obtention d'une consistance lisse.
Versez le mélange dans deux verres et réfrigérez pendant au moins 2 heures, ou jusqu'à ce qu'il ait une consistance de pudding.
Avant de servir, saupoudrez d'amandes effilées.
Servez bien frais.

Valeurs Nutritionnelles (1 portion):

Énergie: 200 Kcal
Glucides: 26 g
Protéines: 6 g
Lipides: 9 g

Glace au Cacao et Banane

Temps de Préparation: 10 minutes
Temps de Congélation: 2 heures
Taille de Portion: 2

Ingrédients:

2 bananes mûres
30 ml de poudre de cacao non sucrée
60 ml de lait d'amande non sucré
15 ml de miel
1/2 cuillère à café d'extrait de vanille

Instructions:

Épluchez les bananes et coupez-les en petits morceaux. Congelez pendant au moins 2 heures.
Mixez les bananes congelées, la poudre de cacao, le lait d'amande, le miel et l'extrait de vanille jusqu'à obtenir une consistance lisse.
Servez immédiatement pour une consistance façon "soft", ou congelez pendant une heure supplémentaire pour une texture plus ferme.

Valeurs Nutritionnelles (1 portion):

Énergie: 180 Kcal
Glucides: 42 g
Protéines: 3 g
Lipides: 2 g

Tarte aux Myrtilles et Amandes

Temps de Préparation: 10 minutes
Temps de Cuisson: 25 minutes
Taille de Portion: 2

Ingrédients:

120 ml de farine d'amande

30 ml d'huile de coco fondue
15 ml de miel
120 ml de myrtilles fraîches
1/4 de cuillère à café d'extrait d'amande
60 ml d'amandes tranchées

Instructions:

Préchauffez le four à 175°C. Dans un bol, mélangez la farine d'amande, l'huile de coco et le miel, puis pressez dans le fond d'un petit moule à tarte.
Cuisez pendant 10-15 minutes, jusqu'à ce qu'il soit légèrement doré.
Mélangez les myrtilles avec l'extrait d'amande, puis étalez sur la croûte.
Saupoudrez d'amandes tranchées.
Cuisez pendant 10 minutes supplémentaires, jusqu'à ce que les myrtilles soient juteuses et que les amandes soient grillées.
Laissez refroidir complètement avant de servir.

Valeurs Nutritionnelles (1 portion):

Énergie: 250 Kcal
Glucides: 15 g
Protéines: 5 g
Lipides: 21 g

Parfait à la Pêche

Temps de Préparation: 10 minutes
Taille de Portion: 2

Ingrédients:

2 pêches, dénoyautées et coupées en dés
240 ml de yaourt grec non sucré
15 ml de miel
60 ml de granola
30 ml de noix hachées

Instructions:

Répartissez la moitié des pêches entre deux verres. Superposez avec la moitié du yaourt grec, du miel, du granola, et des noix.
Répétez avec les ingrédients restants.
Servez immédiatement.

Valeurs Nutritionnelles (1 portion):

Énergie: 200 Kcal
Glucides: 27 g
Protéines: 12 g
Lipides: 7 g

Barres d'Avoine aux Fraises

Temps de Préparation: 10 minutes
Temps de Cuisson: 20 minutes
Taille de Portion: 2

Ingrédients:

120 ml de flocons d'avoine
30 ml de beurre d'amande
15 ml de miel
120 ml de fraises fraîches, équeutées et tranchées
30 ml d'amandes hachées

Instructions:

Préchauffez le four à 175°C. Dans un bol, mélangez les flocons d'avoine, le beurre d'amande, et le miel.
Pressez la moitié du mélange d'avoine au fond d'un petit plat de cuisson.
Couvrez avec le reste du mélange d'avoine, puis superposez avec les fraises et les amandes tranchées.
Cuisez pendant 20 minutes, ou jusqu'à ce qu'il soit doré et ferme.

Laissez refroidir complètement avant de découper en barres.

Valeurs Nutritionnelles (1 portion):

Énergie: 240 Kcal
Glucides: 30 g
Protéines: 7 g
Lipides: 12 g

Mousse au Chocolat et Avocat

Temps de Préparation: 10 minutes
Temps de Refroidissement: 2 heures
Taille de Portion: 2

Ingrédients:

1 avocat mûr
60 ml de poudre de cacao non sucrée
45 ml de miel
1/2 cuillère à café d'extrait de vanille
Une pincée de sel

Instructions:

Mixez tous les ingrédients dans un mixeur ou un robot culinaire jusqu'à obtenir une consistance lisse.
Répartissez la mousse dans deux coupes à dessert et réfrigérez pendant au moins 2 heures.
Servez bien frais.

Valeurs Nutritionnelles (1 portion):

Énergie: 210 Kcal
Glucides: 31 g
Protéines: 3 g
Lipides: 11 g

Sorbet Ananas-Coco

Temps de préparation : 10 minutes + temps de congélation
Portions : 2

Ingrédients :

1/2 ananas mûr, pelé, évidé et coupé en morceaux
200ml de lait de coco entier
50g de sucre en poudre
1/2 cuillère à soupe de jus de citron vert

Instructions :

Dans un mixeur ou robot culinaire, mélangez les morceaux d'ananas, le lait de coco, le sucre et le jus de citron vert. Mixez jusqu'à obtenir une consistance lisse.
Versez le mélange dans un moule à cake ou un plat peu profond allant au congélateur.
Congelez pendant 1 heure, puis retirez du congélateur et remuez avec une fourchette pour casser les gros cristaux de glace.
Couvrez et congelez pendant 2 à 3 heures supplémentaires, ou jusqu'à ce que le sorbet soit ferme.
Avant de servir, laissez le sorbet reposer à température ambiante pendant 5 à 10 minutes pour faciliter le service.
Servez immédiatement pour la meilleure texture.

Valeurs nutritionnelles (1 portion) :

Énergie : 245 Kcal
Glucides : 35 g
Protéines : 2 g
Lipides : 12 g

Pudding Chia Ananas-Coco

Temps de préparation : 5 minutes

Temps de repos : 2 heures
Portions : 2

Ingrédients :

240 ml de lait de coco non sucré
60 ml de graines de chia
1 cuillère à soupe de miel
240 ml d'ananas coupé en dés
2 cuillères à soupe de noix de coco râpée non sucrée

Instructions :

Mélangez le lait de coco, les graines de chia et le miel dans un bol. Divisez le mélange entre deux verres et placez au réfrigérateur pendant au moins 2 heures.
Garnissez chaque pudding d'ananas et de noix de coco râpée avant de servir.
Servez frais.

Valeurs nutritionnelles (1 portion) :

Énergie : 220 Kcal
Glucides : 25 g
Protéines : 4 g
Lipides : 12 g

Muffins d'Avoine Cuits aux Pommes et à la Cannelle

Temps de préparation : 10 minutes
Temps de cuisson : 20 minutes
Portions : 2

Ingrédients :

240 ml de flocons d'avoine
120 ml de pommes coupées en dés
1/2 cuillère à café de cannelle
120 ml de lait d'amande non sucré
1 cuillère à soupe de miel

Instructions :

Préchauffez le four à 175°C. Mélangez tous les ingrédients dans un bol.
Répartissez le mélange dans un mou e à muffins pour obtenir deux gros muffins d'avoine.
Cuisez pendant 20 minutes, ou jusqu'à ce qu'ils soient dorés.
Servez chaud ou à température amb ante.

Valeurs nutritionnelles (1 portion) :

Énergie : 220 Kcal
Glucides : 43 g
Protéines : 6 g
Lipides : 4 g

Crumble aux Baies et aux Amandes

Temps de préparation : 10 minutes
Temps de cuisson : 30 minutes
Portions : 2

Ingrédients :

240 ml de baies mélangées (telles que bleuets, framboises, fraises)
2 cuillères à soupe de miel, divisées
120 ml de flocons d'avoine
60 ml de farine d'amande
2 cuillères à soupe d'huile de coco fondue

Instructions :

Préchauffez le four à 175°C. Mélangez les baies avec 1 cuillère à soupe de miel et placez-les dans un petit plat de cuisson.
Dans un autre bol, mélangez les flocons d'avoine, la farine d'amande, l'huile de coco

et le miel restant. Saupoudrez ce mélange sur les baies.
Cuisez pendant 30 minutes, ou jusqu'à ce que le dessus soit doré et les baies bouillonnent.
Servez chaud.

Valeurs nutritionnelles (1 portion) :

Énergie : 320 Kcal
Glucides : 36 g
Protéines : 7 g
Lipides : 18 g

Pommes Épicées au Four

Temps de préparation : 10 minutes
Temps de cuisson : 30 minutes
Portions : 2

Ingrédients :

2 pommes
60 ml de noix de Grenoble, hachées
2 cuillères à soupe de miel
1/2 cuillère à café de cannelle
1/4 cuillère à café de muscade

Instructions :

Préchauffez le four à 175°C. Évidez les pommes et placez-les dans un plat de cuisson.
Dans un petit bol, mélangez les noix, le miel, la cannelle et la muscade. Versez ce mélange dans les centres évidés des pommes.
Cuisez pendant 30 minutes, ou jusqu'à ce que les pommes soient tendres.
Servez chaud.

Valeurs nutritionnelles (1 portion) :

Énergie : 195 Kcal
Glucides : 35 g
Protéines : 2 g
Lipides : 7 g

Pudding de Quinoa aux Baies

Temps de préparation : 5 minutes
Temps de cuisson : 25 minutes
Portions : 2

Ingrédients :

120 ml de quinoa, rincé
240 ml de lait d'amande non sucré
60 ml de baies mélangées (fraîches ou surgelées)
2 cuillères à soupe de miel
1/4 cuillère à café d'extrait de vanille

Instructions :

Dans une casserole, combinez le quinoa et le lait d'amande. Portez à ébullition, puis réduisez le feu, couvrez et laissez mijoter pendant 15 minutes, ou jusqu'à ce que le quinoa soit tendre.
Incorporez les baies, le miel et l'extrait de vanille. Cuisez pendant encore 5 à 10 minutes, jusqu'à ce que les baies soient tendres et que le mélange soit épais et crémeux.
Servez chaud ou refroidi.

Valeurs nutritionnelles (1 portion) :

Énergie : 265 Kcal
Glucides : 50 g
Protéines : 7 g
Lipides : 4 g

Sorbet Mangue-Coco

Temps de préparation : 10 minutes

Temps de congélation : 2 heures
Portions : 2

Ingrédients :

1 mangue mûre, pelée et dénoyautée
120 ml de lait de coco (en conserve)
2 cuillères à soupe de miel

Instructions :

Mixez la mangue, le lait de coco et le miel dans un blender jusqu'à obtenir une texture lisse.
Versez le mélange dans un plat peu profond et congeler pendant au moins 2 heures.
Avant de servir, laissez-le reposer à température ambiante quelques minutes pour qu'il ramollisse légèrement.
Servez le sorbet dans des coupes à dessert.

Valeurs nutritionnelles (1 portion) :

Énergie : 180 Kcal
Glucides : 35 g
Protéines : 2 g
Lipides : 6 g

Bouchées Cerise-Amande

Temps de préparation : 10 minutes
Temps de refroidissement : 30 minutes
Portions : 2

Ingrédients :

120 ml de pépites de chocolat noir (au moins 70% de cacao)
60 ml de cerises séchées
60 ml d'amandes crues

Instructions :

Faites fondre les pépites de chocolat au micro-ondes ou au bain-marie. Remuez jusqu'à obtenir une texture lisse.
Incorporez les cerises séchées et les amandes, en veillant à ce qu'elles soient bien enrobées de chocolat.
Disposez de petits monticules du mélange sur une plaque de cuisson recouverte de papier parchemin. Réfrigérez pendant 30 minutes, ou jusqu'à ce qu'ils soient fermes.

Valeurs nutritionnelles (1 portion) :

Énergie : 315 Kcal
Glucides : 28 g
Protéines : 6 g
Lipides : 21 g

Smoothie Ananas-Gingembre

Temps de préparation : 5 minutes
Portions : 2

Ingrédients :

240 ml de morceaux d'ananas
240 ml de lait d'amande non sucré
1 cuillère à soupe de gingembre frais, râpé
1 cuillère à soupe de miel

Instructions :

Mixez les morceaux d'ananas, le lait d'amande, le gingembre et le miel dans un blender jusqu'à obtenir une texture lisse.
Servez immédiatement dans deux verres.

Valeurs nutritionnelles (1 portion) :

Énergie : 120 Kcal
Glucides : 26 g

Protéines : 1 g
Lipides : 2 g

Mini Muffins Banane-Noix

Temps de préparation : 10 minutes
Temps de cuisson : 15 minutes
Portions : 2

Ingrédients :

1 banane mûre, écrasée
120 ml de farine d'avoine
60 ml de noix, hachées
60 ml de sirop d'érable
1/2 cuillère à café de bicarbonate de soude
1/4 cuillère à café d'extrait de vanille

Instructions :

Préchauffez le four à 175°C. Graissez un moule à mini muffins.
Dans un bol, combinez tous les ingrédients. Mélangez bien.
Versez la pâte dans le moule préparé.
Cuisez pendant 15 minutes, ou jusqu'à ce qu'un cure-dent inséré au centre d'un muffin ressorte propre.
Laissez refroidir avant de servir.

Valeurs nutritionnelles (1 portion) :

Énergie : 330 Kcal
Glucides : 49 g
Protéines : 7 g
Lipides : 14 g

Pudding de Chia aux Myrtilles

Temps de préparation : 5 minutes
Temps de refroidissement : 2 heures
Portions : 2

Ingrédients :

60 ml de graines de chia
240 ml de lait d'amande non sucré
1 cuillère à soupe de miel
120 ml de myrtilles fraîches

Instructions :

Dans un bol, mélangez les graines de chia, le lait d'amande et le miel. Remuez bien.
Couvrez le bol et placez-le au réfrigérateur pendant au moins 2 heures, ou jusqu'à ce que le mélange ait épaissi en une consistance de pudding.
Servez le pudding de chia garni de myrtilles fraîches.

Valeurs nutritionnelles (1 portion) :

Énergie : 230 Kcal
Glucides : 30 g
Protéines : 7 g
Lipides : 11 g

Mousse au Chocolat Noir et Avocat

Temps de préparation : 10 minutes
Temps de réfrigération : 1 heure
Portions : 2

Ingrédients :

1 avocat mûr, pelé et dénoyauté
60 ml de cacao noir en poudre
60 ml de sirop d'érable
1/2 cuillère à café d'extrait de vanille

Instructions :

Mixez tous les ingrédients dans un mixeur ou robot culinaire jusqu'à obtenir une texture lisse.
Transférez la mousse dans deux coupes à dessert et réfrigérez pendant au moins 1 heure avant de servir.

Valeurs nutritionnelles (1 portion) :

Énergie : 310 Kcal
Glucides : 47 g
Protéines : 5 g
Lipides : 15 g

Pêches Rôties avec un Filet de Beurre d'Amande

Temps de préparation : 10 minutes
Temps de cuisson : 20 minutes
Portions : 2

Ingrédients :

2 pêches, coupées en deux et dénoyautées
1 cuillère à soupe d'huile de coco
2 cuillères à soupe de beurre d'amande
1 cuillère à soupe de miel

Instructions :

Préchauffez le four à 190°C. Badigeonnez les moitiés de pêches avec l'huile de coco et placez-les face coupée vers le bas sur une plaque de cuisson.
Faites rôtir pendant 20 minutes, ou jusqu'à ce que les pêches soient tendres et légèrement caramélisées.
Arrosez de beurre d'amande et de miel avant de servir.

Valeurs nutritionnelles (1 portion) :

Énergie : 230 Kcal
Glucides : 29 g
Protéines : 5 g
Lipides : 12 g

Bouchées de Yaourt aux Baies Surgelées

Temps de préparation : 10 minutes
Temps de congélation : 2 heures
Portions : 2

Ingrédients :

120 ml de yaourt grec non sucré
120 ml de baies mélangées
1 cuillère à soupe de miel

Instructions :

Mixez le yaourt et les baies dans un blender jusqu'à obtenir une texture lisse. Incorporez le miel.
Versez le mélange dans des moules en silicone ou des bacs à glaçons.
Congelez pendant au moins 2 heures, ou jusqu'à ce que le tout soit bien pris.
Démoulez les bouchées surgelées et servez.

Valeurs nutritionnelles (1 portion) :

Énergie : 90 Kcal
Glucides : 14 g
Protéines : 7 g
Lipides : 1 g

Amarante aux Pommes et Cannelle

Temps de préparation : 5 minutes
Temps de cuisson : 25 minutes
Portions : 2

Ingrédients :

120 ml d'amarante
480 ml d'eau
1 grosse pomme, évidée et coupée en dés
1 cuillère à café de cannelle
1 cuillère à soupe de sirop d'érable ou édulcorant de votre choix
1/2 cuillère à café d'extrait de vanille

Instructions :

Rincez l'amarante à l'eau froide et égouttez.
Dans une casserole de taille moyenne, portez l'eau à ébullition. Ajoutez l'amarante rincée et réduisez le feu, laissez mijoter à feu doux.
Faites cuire l'amarante à découvert pendant environ 20 minutes, jusqu'à ce que la majeure partie de l'eau soit absorbée.
Pendant la cuisson de l'amarante, placez la pomme coupée en dés dans un bol adapté au micro-ondes et saupoudrez de cannelle.
Couvrez le bol avec une assiette adaptée au micro-ondes et faites chauffer au micro-ondes pendant 2-3 minutes, jusqu'à ce que la pomme soit tendre.
Une fois l'amarante prête, incorporez la pomme cuite, le sirop d'érable et l'extrait de vanille.
Servez chaud et savourez ce petit-déjeuner nutritif et réconfortant!

Valeurs nutritionnelles (1 portion) :

Énergie : 280 Kcal
Glucides : 56 g
Protéines : 7 g
Lipides : 3,5 g

PLAN DE REPAS DE 60 JOURS

Ce plan de repas de 60 jours vous offre une variété d'options pour le petit-déjeuner, le déjeuner et le dîner, ainsi que pour les collations et les desserts. L'inclusion d'une sélection variée de recettes dans votre régime peut vous apporter une variété de saveurs et de nutriments, favorisant ainsi une expérience alimentaire équilibrée et délicieuse. Il est important de garder à l'esprit que l'adaptation de la taille des portions et des ingrédients à vos besoins et préférences alimentaires individuels est essentielle au maintien d'une alimentation saine et équilibrée.

Jour 1

Petit déjeuner: Porridge au Lait d'Amande

Déjeuner: Sauté de Tempeh et Légumes

Dîner: Salade de Thon à l'Avocat

Jour 2

Petit déjeuner: Smoothie Ananas et Kale

Déjeuner: Quinoa aux Pommes et Cannelle

Dîner: Sauté de Dinde et Légumes

Jour 3

Petit déjeuner: Porridge de Quinoa et Amandes

Déjeuner: Salade de Pois Chiches et Tomates

Dîner: Poivrons Farcis aux Légumes et Quinoa

Jour 4

Petit déjeuner: Pudding de Chia et Mangue

Déjeuner: Sauté de Crevettes et Brocoli

Dîner: Saumon à la Sauce Citron-Aneth

Jour 5

Petit déjeuner: Smoothie au Thé Vert

Déjeuner: Wraps de Salade Arc-en-Ciel

Dîner: Brochettes de Poulet et Légumes Grillés

Jour 6

Petit déjeuner: Avocats au Four avec Œufs

Déjeuner: Salade Méditerranéenne au Quinoa

Dîner: Ragoût de Lentilles

Jour 7

Petit déjeuner: Quinoa aux Pommes et Cannelle

Déjeuner: Salade Grecque de Lentilles

Dîner: Patate Douce au Four

Jour 8

Petit déjeuner: Parfait au Yaourt Grec et Baies

Déjeuner: Wraps de Dinde à la Laitue

Dîner: Pâtes aux Pois Chiches et Épinards

Jour 9

Petit déjeuner: Porridge Avoine, Banane et Fraise

Déjeuner: Saumon Grillé avec Asperges

Dîner: Sauté de Tofu et Ananas

Jour 10

Petit déjeuner: Smoothie Épinard Banane

Déjeuner: Sauté de Poulet et Brocoli

Dîner: Salade Méditerranéenne de Bulgur

Jour 11

Petit déjeuner: Tartine au Beurre d'Amande et Myrtilles

Déjeuner: Crevettes à l'ail avec Nouilles de Courgette

Dîner: Riz de Chou-Fleur & Légumes

Jour 12

Petit déjeuner: Parfait au Yaourt, Chia et Baies

Déjeuner: Saumon Sésame-Gingembre

Dîner: Tacos au Quinoa & Haricots Noirs

Jour 13

Petit déjeuner: Smoothie au Lait d'Amande et Myrtilles

Déjeuner: Wraps de Salade Grecque

Dîner: Soupe de Courge Butternut

Jour 14

Petit déjeuner: Avoine à la Cannelle et Pomme (préparée la veille)

Déjeuner: Salade d'Avocat et Crevettes

Dîner: Soupe de Courgette & Courge Jaune

Jour 15

Petit déjeuner: Tartine Avocat et Tomate

Déjeuner: Poulet au Yaourt Grec

Dîner: Spaghetti de Courge aux Tomates Cerises

Jour 16

Petit déjeuner: Poêlée de Patate Douce

Déjeuner: Crevettes Grillées au Citron-Aneth

Dîner: Tofu Sauté à la Méditerranéenne

Jour 17

Petit déjeuner: Porridge de Quinoa et Amandes

Déjeuner: Cabillaud au Four avec Citron & Persil

Dîner: Salade de Quinoa à l'Avocat & Concombre

Jour 18

Petit déjeuner: Smoothie Ananas-Gingembre

Déjeuner: Salade de Concombre au Citron et à l'Aneth

Dîner: Sauté d'Épinards et Champignons

Jour 19

Petit déjeuner: Tartine à la Banane & Beurre d'Amande

Déjeuner: Choux de Bruxelles Sautés

Dîner: Riz Sauté Végétalien aux Légumes

Jour 20

Petit déjeuner: Latte Amande & Curcuma

Déjeuner: Salade de Betteraves Rôties et Noix

Dîner: Soupe Végétalienne aux Pois Cassés

Jour 21

Petit déjeuner: Boules Énergétiques Quinoa & Amande

Déjeuner: Bruschetta à l'Avocat et Grenade

Dîner: Sauté Rapide de Légumes

Jour 22

Petit déjeuner: Barres Myrtille & Avoine

Déjeuner: Tacos aux Avocats et Haricots Noirs

Dîner: Sauté de Quinoa et Tempeh

Jour 23

Petit déjeuner: Smoothie Mangue & Coco

Déjeuner: Salade d'Avocat et de Tomate

Dîner: Curry de Patate Douce et d'Épinards

Jour 24

Petit déjeuner: Pain d'Épeautre et Graines de Citrouille

Déjeuner: Asperges à l'Ail

Dîner: Curry Végétalien au Lait de Coco

Jour 25

Petit déjeuner: Pudding de Chia aux Myrtilles

Déjeuner: Bruschetta Végétalienne Tomate et Basilic

Dîner: Salade de Quinoa et Haricots Noirs

Jour 26

Petit déjeuner: Pudding aux Framboises et Graines de Chia

Déjeuner: Salade de Bulgur Végétalienne

Dîner: Sauté de Tofu Épicé Végétalien

Jour 27

Petit déjeuner: Mousse au Chocolat Noir et Avocat

Déjeuner: Salade Végétalienne de Pois Chiches

Dîner: Brocoli Rôti à l'Ail

Jour 28

Petit déjeuner: Sorbet Mangue-Coco

Déjeuner: Tartine d'Avocat Végétalienne

Dîner: Pâtes Végétaliennes aux Champignons et au Chou Kale

Jour 29

Petit déjeuner: Bouchées Cerise-Amande

Déjeuner: Curry de Pois Chiches Végétalien

Dîner: Porridge d'Avoine aux Baies Végétalien

Jour 30

Petit déjeuner: Mini Muffins Banane-Noix

Déjeuner: Salade Végétalienne de Couscous

Dîner: Tacos Végétaliens aux Haricots Noirs

Jour 31

Petit déjeuner: Smoothie vert au kale et à la poire

Déjeuner: Salade de lentilles aux herbes fraîches

Dîner: Aubergines grillées avec sauce tahini

Jour 32

Petit déjeuner: Pancakes végétaliens aux myrtilles

Déjeuner: Soupe aux lentilles rouges et au coco

Dîner: Risotto aux champignons et asperges

Jour 33

Petit déjeuner: Yaourt à base de plantes avec granola maison et fruits frais

Déjeuner: Toast à l'avocat avec radis et graines de sésame

Dîner: Chili végétalien aux haricots noirs et quinoa

Jour 34

Petit déjeuner: Galettes de patates douces

Déjeuner: Salade de pois chiches à la méditerranéenne

Dîner: Pizza végétalienne aux légumes grillés

Jour 35

Petit déjeuner: Porridge aux fruits rouges

Déjeuner: Sushi végétalien aux légumes

Dîner: Curry thaï de légumes au lait de coco

Jour 36

Petit déjeuner: Muffins végétaliens aux graines de chia et aux pommes

Déjeuner: Wraps de houmous et légumes croquants

Dîner: Tofu grillé avec salade d'algues

Jour 37

Petit déjeuner: Crêpes végétaliennes aux fruits de saison

Déjeuner: Soupe de potiron épicée

Dîner: Ragoût de légumes d'hiver

Jour 38

Petit déjeuner: Toasts de patate douce avec purée d'amande

Déjeuner: Salade de quinoa, betterave et noix

Dîner: Pad thaï végétalien

Jour 39

Petit déjeuner: Bowl açaï aux fruits et granola

Déjeuner: Tortillas végétaliens aux légumes grillés

Dîner: Lasagnes végétaliennes aux épinards et à la ricotta d'amande

Jour 40

Petit déjeuner: Smoothie bowl à la banane et au beurre de cacahuète

Déjeuner: Taboulé végétalien aux herbes

Dîner: Raviolis végétaliens aux champignons

Jour 41

Petit déjeuner: Omelette végétalienne aux légumes

Déjeuner: Falafels maison avec sauce tahini

Dîner: Curry de pois chiches et d'épinards

Jour 42

Petit déjeuner: Smoothie à la mangue, gingembre et curcuma

Déjeuner: Sandwich végétalien aux légumes rôtis

Dîner: Paella végétalienne aux légumes et tofu

Jour 43

Petit déjeuner: Granola maison avec yaourt à base de plantes

Déjeuner: Salade de lentilles, roquette et avocat

Dîner: Sauté de tempeh aux légumes asiatiques

Jour 44

Petit déjeuner: Pudding de chia à la noix de coco et fruits tropicaux

Déjeuner: Rouleaux de printemps végétaliens avec sauce aux arachides

Dîner: Ratatouille avec polenta

Jour 45

Petit déjeuner: Bowl de fruits exotiques avec sirop d'érable

Déjeuner: Salade végétalienne Caesar

Dîner: Tofu teriyaki avec riz sauvage

Jour 46

Petit déjeuner: Tartines au beurre de cacahuète et bananes tranchées

Déjeuner: Salade de nouilles soba au sésame et légumes croquants

Dîner: Goulash végétalien avec des patates douces

Jour 47

Petit déjeuner: Chia pudding aux kiwis et fruits rouges

Déjeuner: Boulettes végétaliennes au couscous

Dîner: Pâtes à la sauce bolognaise végétalienne

Jour 48

Petit déjeuner: Muesli croustillant avec yaourt végétal et compote de pommes

Déjeuner: Pizza végétalienne à la crème d'artichaut

Dîner: Sauté de légumes au curry vert et tofu

Jour 49

Petit déjeuner: Gaufres végétaliennes aux noix et au sirop d'érable

Déjeuner: Salade de pâtes froides avec vinaigrette à la moutarde

Dîner: Gratin de légumes d'été au quinoa

Jour 50

Petit déjeuner: Porridge à la cannelle, pommes et noix

Déjeuner: Sandwich au houmous, roquette, et tomates séchées

Dîner: Brochettes de seitan grillées avec légumes marinés

Jour 51

Petit déjeuner: Pancakes à la farine d'avoine et fruits frais

Déjeuner: Wraps de légumes grillés avec sauce tzatziki végétalienne

Dîner: Risotto à la betterave et aux noix

Jour 52

Petit déjeuner: Céréales multigrains avec lait végétal et baies

Déjeuner: Soup aux épinards et pois chiches

Dîner: Tofu à l'orange avec brocoli vapeur

Jour 53

Petit déjeuner: Tartines à la confiture de figue maison

Déjeuner: Quiche végétalienne aux asperges et champignons

Dîner: Pâtes à la sauce alfredo végétalienne

Jour 54

Petit déjeuner: Smoothie aux épinards, avocat, et graines de lin

Déjeuner: Salade de haricots mélangés avec vinaigrette au citron

Dîner: Tarte aux légumes d'automne

Jour 55

Petit déjeuner: Oats overnight aux pépites de chocolat et à la noix de coco

Déjeuner: Sushi bowl végétalien avec riz vinaigré, avocat, et légumes croquants

Dîner: Gnocchis végétaliens à la sauge et au beurre de noisette

Jour 56

Petit déjeuner: Pudding de riz végétalien à la vanille

Déjeuner: Tartine de guacamole avec salade de maïs épicée

Dîner: Curry rouge de légumes au lait de coco

Jour 57

Petit déjeuner: Croissants végétaliens avec confiture d'abricot

Déjeuner: Salade d'épeautre aux légumes grillés

Dîner: Paupiettes de seitan avec purée de céleri-rave

Jour 58

Petit déjeuner: Muffins aux myrtilles et graines de tournesol

Déjeuner: Grilled cheese sandwich végétalien avec soupe de tomates

Dîner: Chili sin carne avec riz brun

Jour 59

Petit déjeuner: Galettes de quinoa aux baies

Déjeuner: Lasagne de légumes aux épinards et ricotta végétalienne

Dîner: Boulettes de lentilles avec sauce tomate épicée

Jour 60

Petit déjeuner: Bowl de fruits avec granola et yaourt d'amande

Déjeuner: Pitas farcies aux falafels maison et légumes frais

Dîner: Spaghetti à l'ail, huile d'olive et piment

Conclusion

Merci d'avoir pris le temps de lire ce livre. L'inflammation est une affection fréquente caractérisée par des symptômes tels que la douleur, la rougeur et le gonflement. L'inflammation est également une réponse aux lésions ou au rejet des tissus. Évitez les activités qui provoquent l'inflammation et, si nécessaire, utilisez un mélange de médicaments anti-inflammatoires pour aider à atténuer les symptômes de l'inflammation.
L'inflammation n'est pas seulement inconfortable, elle peut aussi entraîner des problèmes majeurs tels que le diabète et les maladies cardiaques chez les personnes qui ne peuvent pas la traiter seules avec des médicaments. Une mauvaise alimentation, des blessures, le stress, certains médicaments et le tabagisme peuvent tous contribuer à l'inflammation.

Il est essentiel de prêter attention à tous les signaux que vous envoie votre corps et de ne pas vous décourager si vous ne ressentez pas de bénéfices immédiats. Toutefois, il se peut que l'organisme mette du temps à se rétablir naturellement et à retrouver son équilibre.
Il est également essentiel de garder à l'esprit que de nombreuses autres variables peuvent contribuer à l'inflammation dans l'organisme et qu'elles peuvent varier d'une personne à l'autre (par exemple, le stress, la dépression et l'anxiété). C'est pourquoi il est essentiel que vous soyez attentif à votre propre corps en prenant des mesures fréquentes afin de savoir ce qui fonctionne et ce qui ne fonctionne pas.

La chose la plus importante à retenir est de prêter attention à votre corps plutôt qu'à votre intellect. Enfin, n'oubliez pas que de nombreux facteurs peuvent déclencher une inflammation dans l'organisme, de sorte que tout changement dans votre routine quotidienne doit être surveillé de près. Si vous observez des changements importants, vous devrez peut-être demander l'aide de quelqu'un qui connaît mieux les thérapies naturelles pour améliorer votre santé.
Merci d'être arrivé jusqu'ici. J'ai passé beaucoup de temps à rédiger ce travail et je voudrais maintenant vous demander de m'aider à le faire connaître. Cela signifierait beaucoup pour moi ; cela m'apporterait une grande joie de recevoir une bonne critique de votre part sur Amazon ; vos critiques sont bien plus essentielles que vous ne le pensez !

INDEX

Printed in France by Amazon
Brétigny-sur-Orge, FR

14704880R00060